Levande och död

-Fångad i en kropp av ME

Författare: Linn Svedin

Omslagsbild: Linn Svedin

Kontakt: Levandeochdod@gmail.com

Förord

Denna bok tillägnar jag alla som kämpar med sjukdomen ME/CFS. Förhoppningen är att denna bok ska kunna ge en förståelse för hur livet plötsligt ändras vid insjuknande av denna sjukdom. Boken ska lämpa sig till alla som kommer i kontakt med ME/CFS på något vis, den som själv är sjuk, anhöriga, vänner och sjukvårdspersonal. Vetskapen om sjukdomen måste breddas både för förståelse och för att få in pengar till forskning. Vi ALLA som på något sätt är drabbad av ME/CFS önskar och hoppas på ett bot. Vi är många som är drabbade.

Jag utgår alltid utifrån mina egna erfarenheter, upplevelser, tankar och känslor då jag skriver boken. ME/CFS är en komplex sjukdom och alla med denna diagnos upplever sjukdomen olika med både liknande och olika symtom. Graderna skiljer sig massor från person till person. Jag har en lätt/måttlig ME diagnos och många har det mycket värre än mig. Oavsett grad tror jag att vi alla skriker efter hjälp, en känsla av förståelse och hoppas på att tas på allvar och inte minst FÅ HJÄLP!

Livet innan ME

Det var natten till den 16 mars 1988, utomhus var det snöstorm och min pappa ropade till mormor och morfar "Var ni tvungen att äta frukost innan ni kom?". Han var stressad att ta mamma till sjukhuset för att föda mig. Klockan 01:20 tittade jag ut, en frisk flicka på 4200g och 52cm lång. Jag skrek med en gång och var rosig om min kropp. Mina föräldrar och storasyster Camilla gläds åt att jag äntligen kommit. Vi kommer hem från BB och allt flyter på tills dess att jag blev 2 månader. Det var redan då alla mina problem började som senare visade sig leda till sjukdomen ME/CFS. Sjukdomen, diagnosen, stämpeln som jag och ingen annan i familjen ville att jag skulle ha.

I detta kapitel går jag snabbt igenom de sjukdomar och missöden jag haft som liten och ung.

Vid 2 månaders ålder hittar mamma och pappa mig när jag krampar i spjälsängen. Som vilka föräldrar som helst blev de skräckslagna och tar mig till sjukhuset. Där visade det sig att jag fått en allergisk reaktion mot mjölk. Mamma slutade direkt att amma mig och jag fick dricka mjölkersättning från apoteket. Efter detta mådde jag bra händelsen upprepade sig aldrig igen.

Vid 2 års ålder skulle jag döpas. Mamma och pappa hade
planerat allt, de hade bokat präst, bjudit in gäster, ordnat fika
och allt som hör dop till. Någon vecka innan dopet smittades
min syster med vattkoppor. Jag älskade att hänga runt henne,
härmade allt hon gjorde och ansträngde mig för att få en stund
tillsammans med henne. Självklart smittades jag också,
vattkopporna täckte nästan hela min hud. Det kliade, smärtade
och febern var skyhög. Mina vattkoppor blev inflammerade
och jag var väldigt sjuk under flera veckor.

När jag sedan var omkring 3 år skilde sig min mamma och
pappa. Detta var inget som jag mådde dåligt av, jag märkte det
knappt. Jag var för liten för att reflektera. Jag har inget dåligt
minne från varken innan, under eller efter skilsmässan. Jag
bodde med mamma på veckorna och hemma hos pappa
varannan helg. Under veckorna när jag var hos mamma löpte
livet på som vanligt. Jag gick i förskolan på dagen och på
eftermiddagarna lekte jag mestadels ute på gården tillsammans
med min syster. Mamma jobbade ofta sent och då var det
mormor och morfar som hämtade mig på förskolan, vilket jag
älskade. Jag hade så otroligt roligt där. Mormor hittade på så
mycket roligt varenda dag. Jag kan inte minnas en enda dag då

det var långtråkigt med henne. Vi lekte, målade teckningar, var ute i skogen och grejade i trädgården. Varje dag lagade vi mat ihop som alltid blev klar precis när morfar körde in bilen på gården efter arbetet. Mormor hämtade mig på förskolan under många år och blev en av de viktigaste personerna i mitt liv.

Pappahelgerna var som att vara på nöjespark varenda gång. Han la hela sitt liv på is när jag och min syster skulle vara där, han ägnade all sin tid till oss och det vi ville göra. Jag kan knappt minnas att han sagt nej till något vi ville. Vad än vi gjorde så kändes det alltid som att han tyckte att aktiviteterna var lika roliga som vi tyckte. När jag tänker tillbaka på detta så känns det nästan som han hade en superkraft. Vi badade, åkte båt, fiskade, byggde kojor i skogen, åkte skoter, byggde skulpturer av snö och mycket mer. Jag känner att jag kan skatta mig lycklig som är ett skilsmässobarn. Barn med föräldrar som bor ihop får aldrig känna lyckan av att ha två olika liv och hem där det finns personer som dagligen kämpar för att barnen ska få det så bra som möjligt.

Någon gång när jag var mellan 3-4års ålder var det dags igen. Mamma har tagit mig till alla BVC kontroller som ska göras. Jag växte bra, gick upp i vikt, utvecklades som jag skulle och vaccinerades enligt rutin. Men något som min genuppsättning verkat missa är immunförsvaret, jag hade fått mässlingen. Både jag och min syster smittades, men även denna gång så blev jag mycket sjukare än henne. Mamma undrade varför just jag även denna gång behövde drabbas hårdare än alla andra barn, framförallt med en sjukdom jag inte ens skulle ha, jag var ju vaccinerad. När mässlingen var avklarad fick jag flera år utan sjukdom. Jag hade såklart förkylningar, magsjukor och diverse småsjukdomar som alla andra barn, men det är väl mer en regel än undantag.

När jag blev lite äldre och gick i skolan så tyckte jag att livet var toppen. Jag trivdes bra i skolan och hade lätt att lära mig. Jag hade många kompisar och alltid någon att leka med på rasterna. På en av idrottslektionerna i mellanstadiet hade vi olika stationer som blandades med styrka, kondition och gymnastik. Man skulle på en av stationerna stå på händerna mot en vägg och en kompis skulle hjälpa till för att undvika skador. Jag var inte riktigt som alla andra barn i samma ålder som ofta tränade på kullerbyttor, stå på händer och hjula. Jag var helt värdelös på detta och har alltid skyllt på att gravitationen är lite starkare runt mig, vilket jag står fast vid än idag.

Jag gjorde det gymnastikläraren sa åt mig att göra. Min kompis lovade att hålla mig i benen då jag stod på händerna mot väggen. Problemet var att hon släppte innan jag fått balans och jag for rakt ner i golvet och skadade axeln. Jag spelade cool, hoppade upp och ropade "Det gick bra". Sanningen var att det gjorde väldigt ont och ju längre tiden gick desto ondare fick jag. Dagen efter tog mamma mig till hälsocentralen där det visade sig att jag fått en rejäl muskelinflammation i axeln. Fick medicin och axelsmärtan gav med sig efter ett tag. Men något hade hänt i kroppen, från den dagen axeln blev bra så hade jag dagligen huvudvärk som varierade i grad från lindrig till svår. Huvudvärken gick inte över på många år och på grund av detta fick jag ofta gå hem från skolan. Flera dagar kunde jag inte ens ta mig till skolan. På något konstigt sätt så lärde jag mig att leva med detta.

Så fort ett nytt problem uppstår i livet och jag lärt mig att hantera detta så lades det på något nytt. Fortfarande inget märkvärdigt eller något som jag låg och grubblade över på natten men det var irriterande och jobbigt. Vid 13 års ålder började jag få halsfluss regelbundet, minst 3–4 gånger per år. Med halsflussen följde en väldigt hög feber, cirka 40 grader. Det som var mest irriterande med halsflussen var att jag blev tvungen att ofta stanna hemma från skolan. Det kändes som att jag alltid hade skolarbeten att arbeta ikapp, vilket inte var svårt men det gav mig en inre stress och var fruktansvärt tråkigt.

Nästan varje gång något roligt skulle hända i skolan fick jag återigen halsfluss. Exempel på spännande händelser som jag missat eller varit sjuk på är skolans friluftsdagar, konfirmationsläger, prov och julafton. Jag hörde ofta om andra barn som hade halsfluss några enstaka gånger som fick operera bort sina halsmandlar. Detta kom inte på tal för min del.

Nu hade jag alltså konstant huvudvärk i olika grad av styrka och återkommande halsfluss. Vid 15 års ålder fick jag även börja vänja mig vid återkommande urinvägsinfektioner. Dessa sjukdomar rullade på och jag vill inte ens tänka på hur mycket penicillin jag vid 16års ålder stoppat i mig.

Under tonårstiden hittade jag vid 3 tillfällen godartade cystor i brösten som jag opererade bort. Efter sista operationen sa min läkare att jag skulle sluta känna efter knölar i brösten då dom var ofarliga. Han ansåg mig nog som lite töntig som oroade mig för dessa knölar. Att tillägga var att flera personer i min omgivning kämpade för sina liv på grund av cancer, vilket skakade om mig lite extra. Än idag kan jag förundras över hur läkare får ge råd om att sluta känna efter knölar i brösten. Jag slutade aldrig känna efter, jag gör det än idag men inga fler har uppkommit.

Strax innan jag fyllde 17 år träffade jag Thomas som snabbt blev en viktig person i mitt liv. Det fanns ingen annan person jag ville dela hela mitt liv med och år 2010 när jag var 22år gifte vi oss. Men redan 2008 när jag var 20 väntade vi vårt första barn, Alice. Graviditeten var lättsam förutom lite illamående i början och foglossning från vecka 20. I slutet av graviditeten blev jag tvungen att väcka Thomas mitt i natten för att få hjälp att vända mig i sängen. Det konstiga var att huvudvärken som jag haft i så många år bara försvann över en natt. Jag slutade även få återkommande halsflusser och urinvägsinfektioner. Min tanke var att det berodde på hormonerna som gjort mig fri från bekymmer, men de återkom aldrig igen.

Jag älskade livet som småbarnsförälder och njöt av varenda sekund jag fick tillsammans med Alice. Att få följa hennes utvecklig var helt fantastisk. Hon var en enkel bebis som sov om nätterna och var sprudlande glad om dagarna.

2011 väntade vi vårt andra barn, Max. Graviditeten var tuff på grund av att jag drabbades av en graviditetsdepression. Jag

grubblade sönder mig under hela graviditeten över frågor som
"skulle Alice hamna i skymundan? skulle jag kunna älska
nästa bebis lika mycket?" I april föddes han 11 dagar sent och
depressionen var som bortblåst. Denna gång fick vi en bebis
som ALDIG sov vilket inte spelade någon roll jag njöt precis
lika mycket av denna bebistid.

Vi trodde att vi var klara med barn, men ibland blir det inte
som man tänkt sig och 2013 föddes nästa son, Melker.
Graviditeten med honom var ingen dans på rosor. Jag mådde
toppen till graviditetsmånad fem då jag blev tvungen att
operera bort blindtarmen. Melker hade hunnit bli relativt stor
och tog upp all plats i magen vilket medförde att läkaren inte
kunde utföra operationen enligt rutin, det vill säga
kikhålsoperation. De blev därför tvungna att utföra
operationen som förr i tiden med ett litet snitt på sidan av
buken. På grund av Melkers storlek hade blindtarmen puttats
bakåt i magen och kirurgen blev tvungen kapa magmuskler för
att komma åt. Operationen gick efter omständigheterna bra
och jag fick åka hem efter ca tre dagar med en olidlig smärta.

Thomas var tvungen att arbeta hemifrån på grund av att jag
inte kunde ta hand om mig själv. Jag kunde inte ta mig till
toaletten själv och inte tillreda någon mat. Första natten

hemma lyckades barnen smitta mig med magsjuka. Jag kräktes så mycket rakt ut i sängen på grund av att jag inte kunde förflytta mig och till slut kräktes jag upp blod. Thomas ringde en sköterska på 1177 som skrattade åt eländet. Hon undrade hur man kunde drabbas av så mycket på en och samma gång. Jag förstår henne och skrattar idag åt det själv. När Melker äntligen föddes i augusti mådde vi alla bra och åkte hem till syskonen redan samma dag.

Efter mammaledighet med Melker bestämmer jag mig för att studera till arbetsterapeut på distans under 3år vilket passade mig bra. Jag var noga med att sätta upp tydliga regler för mig själv när jag började studera. När barnen var på skolan och förskolan så hade jag min studietid, när barnen sedan kom hem på eftermiddagen så stängde jag av datorn med skolarbete och var mamma. Under studieåren tror jag vi lyckades avklara varenda sjukdom som barn ska ha när de är små. Periodvis kändes det som barnen var mer hemma än på förskolan.

Även jag började bli sjuk igen. Vintern 2017 fick jag en rejäl lunginflammation och var riktigt sjuk i tre veckor. Det tog ca sex månader innan jag återfått min fulla lungkapacitet och energi. Efter att jag blivit helt återställd så tog det inte lång tid innan jag drabbades av en till lunginflammation. Denna gång

11

blev jag inte lika sjuk men lyckades hosta sönder ett revben. Efter detta fick jag flera luftvägsinfektioner och jag trodde att jag aldrig skulle få må bra igen. Augusti 2018 när jag återigen var sjuk så startade de helvete som skulle bli resten av mitt liv.

Sjukdomsdebuten

När jag blev sjuk arbetade jag som arbetsterapeut på barn och ungdomshabiliteringen sedan ungefär 1 år tillbaka. Jag älskade mitt arbete, både arbetsuppgifterna som bestod av att hjälpa barn och ungdomar med fysiska och psykiska funktionsnedsättningar. Och allra mest älskade jag personalgruppen. Det gick inte en dag utan skratt och tokerier. Mina arbetsuppgifter var att prova ut och förskriva hjälpmedel, informera och tipsa om metoder som kan underlätta för barnen i deras vardag, testa ut och tillverka handortoser och handträningsprogram.

Jag började känna att det var dags att komma igång med träningen som legat efter i flera år. På arbetet fanns det en gymlokal som man för ett bra pris fick träna på. Jag tyckte det var lämpligt att träna innan arbetsdagen på grund av att jag alltid var tidig till jobbet. Fysioterapeuten på arbetet tränade också där och var så snäll att skriva ordning ett träningsprogram åt mig. Hon förklarade övningarna för mig, hejade på när det var tungt och berömde mig. Jag tyckte det var så roligt att vara igång igen. Minns även hur imponerad jag var över att jag kunde öka vikterna så snabbt, och lycklig över att jag knappt fick någon träningsvärk. En dag bestämde jag mig för att gå ALL IN och testa hur mycket vikt jag verkligen klarade i ben böj, jag hängde på fler och fler vikter. Känslorna efteråt var som i eufori. Jäklar vad det kändes bra och jäklar vad roligt det var. När jag kom ner till kontoret gick brandlarmet, jag skämtade om att det var jag som tränade så det rykte.

Två dagar senare vaknar jag och känner mig trött, kravlar mig upp ur sängen och åker på jobbet. Känner hur det börjar bränna i huden och desto längre tiden går desto mer börjar det bränna. Jag blir även tröttare och tröttare, lite feber börjar smyga sig fram. Jag vill vara kvar på jobbet, men arbetskamraterna som är lite smartare än mig tyckte jag skulle åka hem och vila. Jag jobbade ju med infektionskänsliga barn så jag var förnuftig och åkte. Det bränner så mycket på låren, midjan och nacken så jag gör vad alla andra gör när man inte vet vad som är fel, jag googlar.

Efter att ha googlat en stund var jag tvärsäker på att jag hade fått bältros. Ringde min man och berättade att jag tror jag fått bältros och att det ofta tar flera veckor upp till flera månader innan det gått över. Grämde mig över att inte kunna jobba. Jag hade ännu inte fått några utslag eller rodnad som man ska ha vid bältros. Utslag eller ej, jag var fortfarande stupsäker på diagnosen för det stod klart och tydligt att det ibland tar 3 dygn innan utslagen kommer.

Jag kan nog inte räkna hur många gånger jag sprang till spegeln för att syna kroppen från topp till tå. Hittade ibland en liten finne på ryggen vilket stärkte min diagnos. Fyra dagar senare var jag fortfarande sjuk, den brännande känslan i huden hade gått över till ren smärta och de områden som smärtade hade förflyttat sig. Jag hade otroligt mycket smärta i armarna, mest i vänster arm. Fortfarande feber, men inga utslag. Huvudvärk hade tilltagit, skakningar och en hemsk yrsel. Nu var jag inte längre lika säker på att jag hade bältros.

Från den här tiden börjar även minnet att fallera. Så jag är inte säker på om jag var tillbaka på jobbet efter en vecka, jag tror att det var så. Man får ju inte vara sjuk utan intyg från läkare i mer än en vecka. Men det gick bara att arbeta i ca 2 dagar sedan var jag helt utslagen. Jag sov hela dagarna och hela nätterna. Jag grät och var så besviken på mig själv som inte klarade av något. Jag tog mig i kragen och gick till läkaren. Är det ändå bältros jag har så måste jag ju få behandling för detta.

Jag kommer till läkaren och förklarar mina problem. Jag har ont i huvudet, jag har så stark värk i mina armar, jag har problem med minnet, jag är yr, jag är skakig och balansen är

15

absolut påverkad. Jag tar snedsteg på ett sätt som jag aldrig gjort förut. Jag mår absolut inte bra. Läkaren tittar på mig frågande och säger, hur är det med synen?

Jag svarar honom oroligt. "Jag ser bra, men ibland får jag som feta fläckar i synfältet som inte försvinner, inte ens om jag gnuggar i ögonen."

Läkaren ställer nästa fråga, är det någon i din släkt som har MS?

Det är nästan så jag ryser i kroppen. "MS? Nej inte vad jag vet om så ingen nära släkting i alla fall."

Han tittar ner i sina papper och säger: Mm, jag vill nog skicka dig på magnetröntgen, mycket av dina symtom tyder på MS. Detta är något som vi måste utesluta.

Med papper på 50% sjukskriving i handen och en remiss skickad till röntgen gick jag stapplande ut från hälsocentralen. När jag kommer fram till bilen så känner jag hur alla känslor kommer över mig. Jag börjar gråta och funderar över hur mitt liv ska se ut om jag drabbats av ME. Framför mig såg jag hur jag med tiden bara skulle bli sämre och sämre tills jag hamnar i rullstol. Ringer ganska snart runt till den närmsta släkten och berättar att jag väntar på tid till röntgen på grund av att läkaren misstänker MS. Det var jobbiga samtal. För varje samtal så kändes det mer och mer som att jag faktiskt hade sjukdomen.

16

När jag kommer hem måste jag vila. Lägger mig på soffan med telefonen i handen och googlar MS. Vad jag läser får mig att bli ännu mera rädd. Absolut, mina symtom stämmer med diagnosen. Jag kände mig nedslagen och väntan på röntgen kändes enormt lång.

På posten får jag ett brev från röntgen. De har tagit emot min remiss och de kommer kalla mig via brev. Beräknad tid är ca tre månader. TRE månader!!! Det kändes som en halv livstid. Jag ville bara veta NU vad jag har. En kollega till mig bad mig att ringa upp röntgen och berätta att jag kan hoppa in på en avbokningstid. Har jag egna inbokade patienter så får det lösa sig, min hälsa går först.

Två veckor senare ringer de från röntgen och jag får komma samma dag, bara 1,5 timme senare. Jag grät nästan av lycka och kramades med mina kollegor innan jag gick ner till röntgen.

Röntgen var en hemsk historia. Blev fastspänd på en brits så jag knappt kunde röra mig en millimeter, hörlurar med Rix fm i öronen och i handen en knapp jag kan trycka på ifall jag får panik. Jag kunde knappt höra musiken från hörlurarna av allt knack och bang som hördes av röntgenmaskinen. Men det gick bra och en halvtimme senare var jag klar. Efteråt kände jag mig trött och yr, knappt jag kunde gå. Fick ringa efter min syster som hämtade upp mig och skjutsade mig hem till henne för att vila. Nu var det en seg väntan på svaret.

Efter en vecka kom svaret: Röntgen visade ingenting. Tillbaka till läkaren på hälsocentralen. Enligt honom var jag utbränd och fick en förlängd sjukskrivning. Jag berättade tydligt för honom att jag trivs med livet och att jag inte stressar. Det är något annat det är jag helt säker på. Han svarade bara att ibland vet man inte om att man är utbränd, även roliga saker bränner ut personer. Jag var en ung kvinna, jobbade heltid, har tre barn och en man som ofta jobbar borta, alltså är jag utbränd. Jag lyssnade på honom och gick därifrån, men jag köpte inte hans ord. Nu kände jag mig riktigt nedslagen. Jag mår skit, jag försämras och läkaren varken lyssnar eller tror på mig. För varje dag som gick fick jag bara mer och mer smärtor i armarna, jag blev mer yr och jag blev ännu tröttare. Vid aktiviteter så små som att bara duscha får jag sådana smärtor i armarna och mjölksyra att jag skiter i det om det inte absolut behövs.

Jag fortsätter kämpa på jobbet men gråter ofta, vilket jag inte

18

känner mig bekväm med. Jag är så skakig, energilös och hjälplös. Min chef skickar hem mig flertalet gånger då hon ser att jag inte klarar av att arbeta. Jag känner mig glad och tacksam över att ha en stöttande chef i denna situation. Mina kollegor ser hur jag mår. Och en speciell kollega får nog. Hon ringer upp chefen på hälsocentralen och berättar att dom inte kan behandla mig såhär. Dom kan inte bara sluta utreda mig efter en röntgen. Skärper dom inte till sig så kommer hon se till att de blir anmälda. Detta älskar jag henne för att hon gjorde. Jag hade aldrig kunnat skrapa ihop ork för att göra det själv. Snabbt fick jag en tid till läkare igen och vid detta besök skickades en remiss till neurologen. Äntligen kanske jag skulle få svar och hjälp.

Den eviga utredningen

Efter några veckor får jag en tid till neurologen. Där får jag får förklara hur symtomen uppkommit, vad jag har för symtom och anhörigas sjukdomar. Sedan gjorde de flera olika tester på mig som de kallar neurologstatus. Vilket bland annat innebar att neurologen tittade på mig när jag gick vanligt, när jag gick på tå och när jag gick på häl. De testade min balans, min uthållighet och min känsel. I testen skulle jag även hålla upp armar och ben så länge jag kunde. Testen utfördes i flera omgångar och jag gjorde mitt bästa vilket resulterade i att jag blev helt slut efteråt. Idag kan jag nästan ångra att jag bet ihop och inte visade hur smärtsamt och krävande dessa tester var för mig, men samtidigt visste jag inte heller att ME fanns.

Neurologen tittade undrandes på mig och frågade varför jag svettades så mycket. Jag hade inget svar på frågan men kände mig skamsen och ville helst av allt bara byta samtalsämne. Mina svettningar är en del av symtomen, jag kan svettas samtidigt som jag fryser, termostaten i kroppen fungerar helt enkelt inte som den ska.

Neurologen bedömde mig senare som fullt frisk. Kanske att jag hade en fibromyalgi då min mamma har det men hon kunde inte se några neurologiska problem. Direkt frågade hon om mina problem inte var psykiska, jag kände mig åter igen missförstådd och kunde knappt hålla inne gråten, men lyckades med nöd och näppe tills vi gått därifrån.

Neurologen hade dock reagerat över röntgenbilden på hypofysen. De tyckte att den såg lite förstorad ut, det var svårt att se så de ville ta en ny bild för säkerhets skull. De skulle även kalla tillbaka mig till neurologen för elektroneurografi och elektromyografi.

Det gick väldigt snabbt tills jag fick komma tillbaka till röntgen. Upplevelsen var inte lika obehaglig denna gång när jag visste vad som skulle ske. Nu ville jag ha svar på engång jag gått därifrån. Tålamodet räcker bara i några dagar sedan står jag inte ut längre, jag vill bara ha svar. Jag loggar tveksamt in på 1177 för att se om svaret kommit dit. Jag kan knappt tro mina ögon när jag ser "röntgensvar" skrivet på skärmen.

Nervöst knappar jag in och läser svaret. Hypofysen är normalstor, men en liten avvikande fläck kan ses på hypofysen vilket bedöms som en rathkes cysta.

Jag frös till och googlade genast "cysta hypofysen" och behövde inte läsa länge förrän jag kunde konstatera att det verkade relativt lätt att ta bort. Läste även symtomen som stämde väl överens med mina symtom såsom trötthet, synrubbningar, svettningar mm. Jag kanske är knäpp men jag kände mig lättad. Jag skulle bli frisk, jag kanske behövde behandling eller operation men sedan skulle jag kunna leva fullt ut igen. Det var ett mycket bättre alternativ än MS som de tidigare misstänkt. Kunde knappt vänta tills de skulle ringa eller skicka en tid så vi kunde starta en behandling. Men det hände aldrig...

Tillbaka till neurologen andra gången för elektroneurografi. Jag har med min man som stöd och är otroligt nervös. Denna undersökning används för att mäta ledningshastigheten i nervgrenar på olika ställen i kroppen. Elektroder placerades ut på mina armar och händer. Sedan skickades elstötar genom nerverna och på så vis kan de mäta hur snabbt nerverna reagerar. Jag försökte fiska fram ett svar angående cystan i min hypofys då jag fortfarande inte fått svar. Hon som utför testet var biomedicinsk analytiker och kunde därför inte ge något svar på vad cystan är för något eller vad man gör åt den.

Hon startade testet och armarna och fingrarna hoppar runt, det gjorde ganska ont men var nog mest obehagligt. Jag ville bara att det skulle vara över. Testet tog ca 15 min på varje sida och sedan var det bara att åka hem, fortfarande utan svar.

Tredje gången gillt hos neurologen, äntligen ska det få ett slut. Det kändes nervöst att åka dit en gång till speciellt med tanke på att jag idag skulle dit för sista gången. Jag trodde verkligen att jag skulle få alla test och röntgensvar beskrivna och att vi skulle lägga upp en plan på hur den fortsatta vården skulle gå till.

Väl där så träffade jag en biomedicinsk analytiker igen som kompletterade elektroneurografin, denna gång på benen. Direkt efter skulle jag gå till ett annat rum där de skulle utföra elektromyografi på mig. Ett test som visar hur musklerna beter sig. Biomedicinska analytikern placerade nålar i musklerna och skickade sen små elstötar. Testet var inte farligt alls. Några av musklerna reagerade inte på stötarna, men det brydde hon sig inte i. Hon brydde sig inte heller om att reflexerna i underbenet inte reagerade, det var nog jag som spände mig. Jag gick därifrån med en känsla av att det var onödigt att åka dit, det hade enbart kostat mig massor av energi. När jag gick ut från sjukhuset var jag både fysiskt och psykiskt utmattad. Benen skakade och jag klarade knappt av att ta mig ner för trapporna. Varför kunde de inte åtminstone ha ordnat en tid till läkaren direkt efter? Jag visste inte hur

23

mycket mer jag skulle orka. Hopplösheten hade tagit över och jag grät resten av kvällen.

Att vara mamma är riktigt jobbigt just nu. Jag är ALLTID så trött att jag vill sova hela dagarna. Jag är dagligen på dåligt humör och skäller för minsta lilla.

"- Det är för mycket ljud, ni måste låta mig vila, nej ni kan inte ta hem någon kompis, jag orkar inte mm. "

Mitt samvete borrar hål i hjärtat. Barnen de finaste personerna i mitt liv, som jag älskar över allt annat. Jag vill inte att de ska tänka tillbaka på sin barndom och minnas hur det fick trippa på tå för sin mamma som blir arg för minsta lilla och bara gråter.

Min man har ett arbete som kräver att han är borta ofta, och ibland flera dagar i sträck. När han är borta känns familjen som ett företag. Hur trött jag än är så måste jag handla och laga mat, gå ut med hunden, tvätta, se till att gympaväskor är packad, läxor gjorda mm. Det är svårt att få till en vila när jag behöver. Kan inte ens räkna dagarna jag totalkraschat och hamnat i fosterställning på golvet och inte tagit mig upp. Trappan har jag otaliga gånger fått dragit mig uppför samtidigt som tårarna forsar över kinderna. Och det värsta av allt är att se hur barnen reagerar vid en krasch. Min dotter tar snabbt tar över mammarollen för att jag inte kan men samtidigt ser jag paniken och rädslan i hennes ögon.

Nu när alla tester är gjorda hos neurologen tänker jag att det inte dröjer länge tills jag får en tid till läkaren.
Bara dagar efter sista testet har jag fått ett brev från landstinget. Jag sliter upp kuvertet och läser på lappen där det står:

"Efter bedömning av tester och rötgensvar kan vi inte hitta någon underliggande neurologisk sjukdom. Skickar sammanställning av alla testar till remitterande läkare på hälsocentralen för fortsatta insatser."

Där och då gav jag verkligen upp, hittar inga ord att beskriva känslan. Jag orkade inte kämpa mer. Jag insåg i alla fall efter ett tag att cystan inte kan vara ett problem. Än idag har jag inte kunnat hitta någon som kunnat förklara innebörden för mig, mer än att man kan ha små cystor lite överallt i kroppen.

Tillbaka till hälsocentralen och tillbaka på ruta ett. Det är inte med glädje jag går till läkare längre. Ca ett år har gått vid denna tidpunkt. Symtom är kvar och varierar i grad från dag till dag.

25

Mina symtom:

-Psykisk och fysisk utmattning efter aktivitet som håller i sig i flera dagar

-Svårt att sova på natten, samtidigt som jag vill sova dygnet runt. Ibland sover jag konstant, andra dagar sover jag inte alls. Har svårt att somna till natten.

-Smärta i muskler och leder

-mjölksyra vid minsta aktivitet

-Huvudvärk (känns som att skallbenet ska spricka och ögonen ploppa ut)

-illamående

-Klåda

-Feberkänsla

-Skakningar

-Minnes och koncentrationssvårigheter

-Yrsel

-Hjärtklappning

-Magbesvär

-Viss känslighet mot ljud och ljus

-Svårt att hålla temperatur, svettas och fryser samtidigt

-Halsont

Läkaren fortsätter tro på utmattning. Jag vägrar ta den diagnosen och berättar att jag inte var utbränd när allt började.

Nu däremot känner jag mig utmattad av att hela tiden må som en påse skit och aldrig få någon hjälp. Jag blir sämre men får enbart göra nya tester som inte leder till något. Jag blir deprimerad av tiden som går utan stöd och utan framgång eller ett svar. Helt plötsligt kändes det som att faktiskt läkaren förstod mig, till viss del i alla fall. Efter detta besök hade jag två diagnoser. Varav minst en som enligt mig inte stämde.

-Depression

-Fibromyalgi

I min värld är fibromyalgi inget jag har. Min mamma har det, vilket är anledningen till att jag fått diagnosen men jag kan inte relatera till hennes svårigheter eller symtom. Läkaren svarade att det finns olika grad av fibro. Behandlingen blev att medicinera symtomen, smärta och sömn. Medicinen bet inte. Jag fick till en början sova bra, men kroppen anpassade sig. Då höjde han dosen på medicinen och till slut åt jag så höga doser att jag alltid var som en zombie.

Tiden går och jag är regelbundet tillbaka på hälsocentralen för medicinering och sjukskrivning. Har vid denna tidpunkt varit sjukskriven 100% ganska länge. Träffar många olika läkare och alla säger olika, jag har fibromyalgi, jag har det inte. En läkare skickar i alla fall en remiss till rehab för att jag ska lära

27

mig att leva med smärta. Min förhoppning är att de på rehab ska kunna hitta den "rätta diagnosen".

Många personer i min närhet ringer till mig och alla inleder nästan på samma sätt. "Jag är ingen läkare man har läst om en sjukdom som heter ME. Jag har ingen aning om det är de du har men jag tycker att du ska läsa om sjukdomen. Jag tänkte på dig direkt när jag läste artikeln."

Jag googlade upp sjukdomen och min första tanke var, WOW det är ju ME jag har. Långt ifrån en diagnos jag vill ha. Men om jag har den vill jag veta om det.
Jag tar upp det med min läkare som direkt viftar bort möjligheten. Jag hade hoppats på att få en remiss till stora Sköndal eller Bragée kliniken. Men nej där var det stopp.

ME utredning

Jag kan nog inte räkna antalet timmar som jag spenderade med telefonen googlandes på ME/CFS. Jag läste på om diagnosen, uppkomst, symtom, utredning, behandling mm. Jag var så säker på diagnosen att familjen nästan blev irriterad på mig då jag tog ut allt i förskott. Jag hade redan börjat sörja min förlorade framtid. Men nu var ju frågan, hur ska jag få diagnosen på ett papper för att kunna komma vidare? Fram med Google igen och letade febrilt efter ME-center som tar emot egenremisser då min läkare vägrar skicka remiss till de mest kända i Sverige. Ganska snabbt hittade jag en privat klinik i Göteborg, Gottfries clinic. De är en klinik som specialiserar sig på ME och fibromyalgi. Perfekt tänkte jag, då kan de bedöma om jag eller läkaren har rätt. Jag skrev ihop ett mejl för mer information angående väntetid och pris. Dagen efter fick jag svar, väntetiden var ca 3–4 månader. För mig var priset alldeles för mycket pengar, det hade varit värt varenda krona, men det var pengar jag inte hade.

Jag gick länge och tänkte på mottagningen som kanske är det enda stället i hela Sverige som kan ta mig framåt. Pratade med min man som sa, skicka in en egenremiss vi löser det men jag lyssnade inte. Det är ju inte bara besöket som kostar pengar det tillkommer kostnader såsom resa dit och hotell i två nätter. Pratade med mamma i telefonen och berättade om mitt dilemma. Hon sa direkt, boka en tid jag betalar bara jag får följa med. Kändes som himlen öppnade sig och en solglimt äntligen nådde mig. Nu var jag på gång. Egenremiss skickades in tillsammans med journaler från de utförda testerna, röntgensvaren och journalanteckningarna.

Jag väntade och väntade, visste ju att det kunde ta upp till fyra månader och snart är det ju även jul vilket kanske kan förlänga tiden lite extra. Tiden kändes så lång till stor del på grund av att Thomas min man hade en intensiv arbetsperiod och jag försämrades väldigt snabbt. Det var mer regel än undantag med minst en krasch per dag. Med krasch menar jag när hela kroppen slutar fungera, kan inte röra mig, orkar knappt prata och jag får en enorm smärta. Efter knappt två månader damp kallelsen ner i brevlådan. Jag skulle få komma på ME utredning på Gottfries clinic om två veckor. Jag började skaka som ett asplöv och storgråta av lättnad. Min son på 6 år frågade varför jag var så ledsen.

Den 26 november 2019 tar jag mamma under armen och hoppar på tåget mot Göteborg. Jag är rädd, glad, förhoppningsfull, orolig och ledsen på samma gång. Resan är lång och otroligt påfrestande för min kropp. Känner mig elak mot mamma som jag inte pratar så mycket med under tågresan. Redan efter någon timme skriker kroppen efter liggläge. Framme i Göteborg hoppar vi direkt på spårvagnen till hotellet. Vi hinner inte vara länge på hotellrummet innan kraschen kommer.

Samtidigt som jag pratar i telefonen med min man känner jag en värme som sprider sig i kroppen. För varenda kroppsdel värmen når slår den ut all muskulatur, jag ligger och skakar, gråter och kan inte prata klart. Mamma undrar vad som händer och tar över telefonen, hon informerar Thomas om vad som sker innan hon avslutar samtalet. Vi hade för bara någon minut sedan planerat att gå ut på restaurang. Nu kunde jag inte använda min egen kropp, jag var helt slutkörd och kunde inte gå. Mamma blev tvungen att springa över vägen för att hämta mat att ta med till hotellrummet.

Inte nog med att kroppen ger upp, ångesten är nästan värst. Mamma tar ledigt för min skull och följer med mig till Göteborg, hon betalar allt och jag ligger på hotellrummet och gråter som en bebis. Jag tyckte så synd om henne, trots att hon sa att jag inte skulle bry mig om det.

Ny dag, nya möjligheter, det är dagen med stort D. Vi ska till kliniken och träffa en expert. Jag är pirrig och det är en seg väntan på att få åka iväg. Vi bestämmer oss för att åka tidigt då vi inte alls hittar dit. Man vill ju inte missa en sådan här viktig tid på grund av att man inte hittar eller åkt i tid. Vi kom fram snabbt och hittade kliniken bara en minut senare. Det var fortfarande mycket tid kvar tills jag hade det inbokade mötet, vi fick underhålla oss en liten stund.

Med ca 20 min tillgodo klev vi in i väntrummet på kliniken. Det var en lugn stämning, ingen som springer fram och tillbaka i korridorerna, ingen stress, bara trivsamt. Jag var fortfarande väldigt trött från kraschen dagen innan så jag somnade nästan i väntrummet medan vi väntar på vår tur. Vi var de enda personerna i väntrummet så jag vågade blunda och halvligga för att samla energi.

En kvinna ropar in mig på sitt rum. Det tog inte alls lång tid innan hon vunnit mitt förtroende. Hon var lugn och välkomnande, hon kändes nästan magisk. Hon började med att gå igenom mina journalanteckningar, röntgensvar och provsvar. Hon ställde massor av frågor från min barndom. Jag fick berätta om min uppväxt, om min skolgång och sjukdomarna jag hade som barn. Efter att hon fått en översyn av hela mitt liv gick vi in i ett undersökningsrum där hon började med att trycka på fibromyalgipunkterna. Ingen har tidigare ens rört dessa punkter på mig vilket kändes märkligt då min läkare på HC satte fibromyalgi som diagnos. Jag reagerade inte alls på någon av punkterna. Hon var helt säker på att jag INTE har fibromyalgi och förundrades hur jag kunnat få diagnosen. Jag fick sedan testa några andra fysiska tester innan vi gick tillbaka till hennes kontor.

Hon sammanfattade tidigare laborationssvar, undersökningar, vår konversation och hennes undersökningar. Hon berättar att allt stämmer överens med ME/CFS. Varför just jag fått ME vet man inte men hennes erfarenhet är att mitt otroligt superusla immunförsvar från dag ett i livet är en stor bidragande effekt. Immunförsvaret blandat med gener och otur är vad som gav mig denna sjukdom. Jag beundrar denna läkare som är ärlig vid varje fråga som ställs. Hon berättar att jag kanske aldrig blir frisk men med rätt behandling, livsstil och kunskap kan jag kanske må bättre.

Där och då startade hon min behandling. Hon förklarade att jag måste lära mig att vila vid rätt tidpunkter och att aldrig ta ut mig för mycket. Hennes erfarenhet är att många blivit hjälpta av att justera kosten. Genom att utesluta kolhydrater, socker och mjölkprodukter kan inflammationer i kroppen och IBS symtom minska.

Utöver denna information skrev hon ut mediciner i form av vitaminer i höga doser. Det krävs höga doser av vitaminerna i kroppen för att cellerna ska kunna plocka upp den energi som behövs. B12 skrev hon ut i injektionsform. När jag kom hem skulle jag direkt beställa medicinerna på apoteket och boka en tid till hälsocentralen som ska lära mig att själv ta injektionerna i magen. Det kändes oerhört otäckt att ta sprutor på sig själv men är det de som krävs för att jag ska må bättre då är det värt de.

Efter att inte riktigt blivit tagen på allvar av läkare innan och känt att de helst av allt vill bli av med mig, då är lättnaden stor när jag äntligen hittat någon som inte tittar snett på mig. Det bästa var att höra att andra personer förklara symtomen på liknande sätt. Jag trodde jag var ensammast i världen med dessa osammanhängande och knepiga symtom. Jag har aldrig tidigare känt mig så väl omhändertagen som jag blev på Gottfries clinic. Nästan så jag vill helgonförklara läkaren. Fick jag stoppa henne i fickan och ta med henne hem så skulle jag göra det.

Äntligen diagnos

Direkt när jag kom ut genom portarna från kliniken ringde jag hem till Thomas "Jag har fått en diagnos, hon lyssnade, hon förstod, jag har ME/CFS." Tårarna var inte långt borta. Jag var så oerhört glad och lättad. Det låter konstigt att bli glad över en diagnos som ger ett livslångt handikapp. Men att gå runt i 1,5 år utan att veta vad som är fel, inte veta hur livet kommer se ut och inte kunna planera en framtid, det är tortyr. Nu visste jag vad jag hade att förhålla mig till. Jag hade något att kämpa mot. Och med lite tur ger medicinerna en god effekt. Inte att glömma, jag kan ju vara en av de få procentarna som faktiskt kan bli frisk.

Tillbaka på hotellet och pustar ut. Jag är så uppe i varv, adrenalinet bara pumpar i kroppen. Vet inte om jag är mest glad för att resan mot en diagnos äntligen är över eller för att jag kan knäppa läkaren på hälsocentralen på näsan, förmodligen båda.

Börjar ganska snabbt med telefonmaraton. Ringer runt till hela släkten och berättar, skickar sms till vänner och till chefen. Alla låter så ledsna och besviken, jag är den som får trösta och rycka upp. Förklarar det positiva jag ser med att ha en diagnos.

Alla låter lite mer lättad då vi lagt på, men jag kan läsa mellan raderna. Dom håller upp en fasad för min skull, för att inte jag ska må dåligt.

I ruset tar jag med mamma ut på Göteborgs gator för att fira med en god middag. Vi går gata upp och gata ner. Vi stannar till vid nästan varenda restaurang och läser på menyerna utanför. Det är så mycket som låter gott. Hittar en restaurang som vi går in på och där inser jag att jag är en pensionär i en 30 årings kropp. Musiken där inne var på tok för hög och det luktade för starkt så vi gick ut därifrån och fortsatte vår jakt på den perfekta restaurangen. Ganska snart inser vi att det måste bli en promenad innan vi kan äta. Klockan var nämligen så lite att restaurangerna inte öppnat ännu.

Vi hittade efter en stunds promenad en restaurang som vi båda gillade. Vi gick in och beställde oss en varsin lyxig pizza och ett glas rött till. Vi pratade mycket om sjukdomen och dess betydelse i framtiden. Mamma är också glad att jag äntligen fått ett svar samtidigt som jag märker på henne att hon är besviken och nedstämd. Hon har också läst på mycket om sjukdomen innan och varit ganska säker på att det är ME jag har. Hon frågar mig en fråga som INGEN annan förutom min syster vågat ställa. "Hur känner du över att läsa att så många

36

väljer att ta sina liv på grund av denna sjukdom?" Jag svarar henne ärligt. "Jag ser det som en trygghet. Jag skulle aldrig välja att göra det just nu. Men om den här sjukdomen kommer utvecklas till att jag blir helt sängliggande under en väldigt lång tid så är det inte ett liv. Då ser jag alternativet som en utväg från eländet, och det är något som ni alla runtomkring får acceptera." Såg inte ut som det var ett svar hon ville höra, hon svarade inte alls. Jag vill inte göra familjen ledsen men denna sjukdom är vidrig och man vet inte hur den utvecklas.

På vägen hem från restaurangen stannar vi till på ett bageri. Vi båda står och dreglar över allt gott. Vi väljer några bullar som vi tar med till hotellrummet och vi äter de direkt vi kommit innanför dörren.

Jag märkte att adrenalinet börjar ta slut, jag häller upp ett bad och ligger ganska länge. Jag behövde verkligen slappna av då dagen varit intensiv och känslosam. När jag ska ta mig upp ur badkaret så är det knappt att det går, kroppen är så utpumpad och tung. Det är svårt att gå till sängen och jag är tvungen att hålla mig i väggen, benen skakar som asplöv och hjärnan kan inte fokusera. Ligger en stund i sängen med en korsordstidning innan jag stoppar in hörlurarna i öronen. Jag lyssnar på en podcast och försöker sova. Imorgon ska vi upp tidigt för att hinna med tåget och åka hem. Ska bli så skönt att komma hem till Thomas och barnen.

Dagen efter vaknar jag så otroligt trött. Kliver upp och äter hotellfrukost innan vi beger oss till tåget. Tågresan hem till Hudiksvall kändes om möjligt ännu längre än resan till Göteborg. Jag sov till och från under hela tågresan. Pappa ringde mig men jag kan inte minnas vad vi pratade om. Allt jag upplevt de senaste dygnen kom nu ikapp. Väl hemma ville jag bara lägga mig i sängen och sova, men då var jag återigen ensam hemma med barnen. Thomas var tvungen att åka iväg på jobbresa denna dag. Jag kan inte minnas något alls av den kvällen eller dagarna efteråt. Jag låg som i en dvala i minst en vecka efteråt.

Det tog inte lång tid från det att jag kom hem innan verkligheten kom ikapp mig. Polletten ramlade ner på riktigt och jag insåg vad som hade hänt. Nu i efterhand var nog min glädje mest en seger att äntligen få rätt. Nu blev jag riktigt ledsen.
FAAAN! Jag kommer aldrig mer bli den gamla vanliga Linn igen. Det finns så mycket jag aldrig mer kommer kunna göra. Jag kommer inte kunna vara en närvarande eller bra mamma. Känns som om alla mina möjligheter bara har flugit iväg. Det

finns så mycket jag tänkt att jag ska göra OM jag blir frisk. Jag saknar så mycket från mitt gamla liv som att kunna strosa runt i skogen. Att kunna cykla med mina barn. Eller en sådan enkel sak som att bara duscha utan konsekvenser. Vad har jag gjort för att förtjäna detta liv. Och varför ska mina barn behöva växa upp på det här viset. Att alltid behöva anpassa sig efter sin mammas mående och dagsform.

Ganska snabbt berättade jag för barnen att det är ME jag har. Jag tror inte barnen förstår innebörden av sjukdomen, hur ska dom kunna göra det när jag knappt kan förstå. De visade istället en stor glädje över att jag äntligen fått ett svar och att jag fått mediciner. Enligt barnen blir man alltid frisk av medicin, det har ju alltid fungerat när de varit sjuka.

Jag trodde att Alice, min äldsta dotter på 11 år hade förstått sjukdomens innebörd. Hon var otroligt intresserad och ville veta mer. Jag skickade en Youtube film till henne som jag ansåg var informativ. Hon tittade på den inne på sitt rum och efteråt kom hon ut och grät samtidigt som hon berättade att hon trott att jag bara var lite trött, så som hon känner sig på morgonen när hon ska upp till skolan.

Jag önskar att jag kunde hitta någon inom vården som kan förklara sjukdomen för barnen på deras nivå, men vart vänder man sig?

Redan dagen efter jag kommit hem från Göteborg var jag på apoteket och beställde medicinerna. Några fick jag på en gång och vissa var beställningsvara. Injektionerna var beställningsvara vilket gav mig lite tid att hitta någon som kan lära mig.

En vecka senare får jag sprutorna och åker till sköterskan som grundligt lär ut hur jag sticker mig själv på rätt sätt. Att ta sprutan kändes obehagligt, det sved och gjorde ont. Jag kommer aldrig klara av att utföra detta på mig själv. Vid nästa tillfälle lär jag ut till Thomas som sedan får sticka mig. Han var nervös vilket inte lugnade mig det minsta. Med darriga händer sticker han mig lugnt och försiktigt. Han var riktigt duktig och blev mer säker för varenda gång. Redan gång tre känns han oerhört trygg och jag skulle knappt låta någon annan sticka mig.

Jag tror att jag äter sex tabletter varenda dag. Jag kämpar med dessa tabletter då jag tycker det är svårt att få ner dom. En av tabletterna kan jag inte svälja så jag är tvungen att mosa den och blanda med yoghurt eller sylt. Jag kämpar på med medicinerna i ca två månader men anser inte att jag mår bättre av dom, snarare tvärtom. Det börjar klia på kroppen, framförallt då jag ska sova. Känns som att det är djur som hoppar och springer på min hud. Tillbringar många timmar per natt krypandes runt i sängen när jag letar efter löss eller andra kryp. Jag hittade aldrig något under mina nattliga jakter, familjen började nästan tro att jag drabbats av en psykos. Det tar lång tid innan jag reflekterar över att klådan kan vara en biverkning. När det väl klickar så läser jag på, klåda var en biverkning på minst 4 av 6 tabletter. Vilken tablett är det då som jag reagerar på? Jag slutade tvärt med alla tabletter samtidigt. Injektionerna fortsätter jag dock med, för den lättar hjärndimman litegrann i alla fall.

Den värsta klådan försvann efter ca en vecka. Känslan av kryp som springer runt på huden är kvar. Det visade sig vara en nervskada som sjukdomen orsakat. Så de kommer jag få lära mig att leva med.

Förklaring av symtomen

I detta kapitel förklarar jag grundligt hur symtomen påverkar mig. Hur det känns i min kropp och hur kroppen reagerar. Det kan vara på ett helt annat sätt för andra med samma sjukdom. Denna sjukdom är bred i sina symtom och upplevs ibland olika.

Energilös, orkeslös, trött

När jag säger att jag är trött eller inte orkar så är det inte att jag behöver en 20 minuters vila och sedan är i form. Det är inte heller samma känsla som att jag har sovit dåligt en natt. När jag är energilös, orkeslös eller trött så är jag både kroppsligt och mentalt dränerad. Jag orkar knappt röra mig, kroppen slutar fungera. Jag orkar inte lyssna på ljud, inte ens när barnen eller mannen samtalar med varandra, jag klarar dock att lyssna på podd för att avskärma mig. Ljudet från kylskåpet gnager hål i huvudet på mig då jag är helt slut. Jag har ingen ork att samtala. Bara tänka på vad vi ska äta för mat, eller svara på barnens frågor om vart något är kan jämföras med…. Nej jag kan inte ens hitta en jämförelse. Det tar lika mycket energi av mig som det tar för en frisk person när den har 40 graders feber och behöver ta en dusch. Det enda jag kan göra i detta läge är att avskärma mig från världen och lägga mig i sängen under täcke och hålla tummarna att inte någon kommer in och pratar med mig.

Smärta

Jag har olika slags smärtor, både i muskler, leder och nerver. Muskelsmärtorna är inte en ren smärta, dock obehaglig och mycket besvärande och handikappande. Den smärtan är som mjölksyra. Tänk er att ni varit på gymmet, pumpat armarna med tunga vikter, ni känner att ni inte orkar en repetition till, men lyckas med två. Sekunden efter ni släpper hanteln pumpar mjölksyran och det känns som att armen blir 20 kg tyngre. Den känslan, i just den sekunden får jag av att bara borsta håret eller skära grönsaker. När jag får den smärtan stannar den inte bara i någon sekund, den kan stanna i flera timmar.

Ledsmärtor besväras jag tack och lov inte allt för mycket av. De kommer mest då jag burit tunga kassar, något jag försöker undvika så långt det går. Det kommer också om jag inte rört exempelvis armarna på en stund. När jag sedan böjer armbågsleden kommer en stark smärta. Än så länge försvinner den smärtan ganska snabbt, så de är något jag kan leva med.

Nervsmärtor kommer och går relativt ofta. Den smärtan varierar från dag till dag och ibland från minut för minut. Det kan ila i armarna, det kan bränna och det kan kännas kallt. Ibland känns det som djur som hoppar runt på kroppen så jag blir galen. Nervsmärtorna kan periodvis göra mig galen och det kommer ibland av inget alls. Besväras dock mest av det då jag är helt slut och när jag haft en dålig sömnperiod.

Huvudvärk

Huvudvärken är en plågsam historia. Jag skulle kunna betala dyra pengar för att slippa den. Huvudvärk har jag ofta oavsett om jag har en bra eller dålig dag. Men när jag är som mest slut uppgraderar även huvudvärken. Det känns som att hjärnan sväller och skallbenet håller på att spricka. Samtidigt känns det som att ögonen håller på att tryckas ut ur ögonhålorna. Än så länge har jag inte hittat någon medicin som biter på denna huvudvärk. Den måste sovas bort. Det är otroligt svårt att somna när man har huvudvärk från helvetet. Men än så länge har den alltid lagt sig av sömn.

Illamående

Varje gång jag tänjt på mina gränser så blir jag illamående. Det är ett av de första symtomen som påvisar en övertrassering av energi. Det börjar med ett lite lätt illamående att man känner sig törstig, dricker och blir mer illamående. Men det kan gå så långt så det känns som en rejäl magsjuka. Det har även hänt att jag kräkts och jag får ofta diarré. Illamåendet kan hålla i sig i flera dagar. Det går över då energin är någorlunda återställd.

Sjukdomskänsla

Minst en gång per dag känner jag mig febrig. Vet inte hur många gånger jag frågat Thomas om han kan känna i min panna om jag har feber. Ibland så är det lite feber och ibland känns det bara som de. Ungefär lika ofta får jag ont i halsen. Känns som en början på en halsfluss. Feberkänslan och halsont sitter bara i någon timme, men med tanke på att det är varenda dag så är det irriterande och besvärande.

Skakningar

Skakningarna var bland de första symtomen jag fick. Jag skakar allra mest i armar och händer. Har svårt att hålla en kaffekopp utan att spilla och kan inte längre hålla på med finmotoriska aktiviteter som kräver en stabil hand, exempelvis trä en sytråd i en nål.

När jag har gått långt, ca 200m börjar även benen att skaka. Jag tappar kraften och får anstränga mig oerhört mycket för att hålla mig upprätt. Skakningarna i armar och händer har jag dagligen, hela dagarna.

Minnes och koncentrationssvårigheter

Berättar Thomas något för mig så har jag glömt det bara några timmar efteråt. Kan inte räkna hur många gånger jag sagt "det har du inte berättat för mig". Han har lärt sig detta och berättar inte för mig att han ska iväg på jobb förutom några dagar innan, sedan får han påminna mig varenda dag fram tills han åker. Annars finns inte en chans att jag kommer ihåg. Vi måste skaffa oss en familjekalender så jag dagligen kan gå och kolla vad som händer i närtid.

Jag har även svårt att koncentrera mig och hjärnverksamheten är långsam. Hjärntröttheten är verkligen jobbig. Jag älskar att ha kontroll och det är i dagsläget omöjligt. Jag får B12 injektioner mot hjärntröttheten en gång i veckan. Jag blir ytterst lite skarpare, önskar att det hade bättre effekt.

Yrsel

Yrseln kommer och går. Jag blir både fysiskt och mentalt yr. Den fysiska yrseln visar sig genom snedsteg, att marken känns ojämn när jag går och jag får svårt att hålla balansen. Den mentala yrseln handlar ofta om att man känner sig snurrig i tankarna, kan med all säkerhet kopplas till hjärntröttheten.

Hjärtklappning

Ofta när jag lägger mig om kvällarna kan jag känna hur hjärtat rusar. Innan jag fick diagnosen trodde jag ibland att jag skulle få en hjärtinfarkt. Man kan känna hjärtat slå extremt snabbt och extremt starkt genom att sätta handen mot bröstkorgen. Idag vet jag att det är ett vanligt symtom vid ME.

Vid aktivitet rusar hjärtat, en långsam och kort promenad räcker för att få hjärtat att rusa. Det kan nog också bero på den nedsatta konditionen då jag inte får eller kan träna.

Viss känslighet mot ljud och ljus

Ljud stör mig dagligen. Kylskåpet, spisen, klockor, prat, skratt, bilen, listan kan göras lång. Alla ljud stör mig och kan verkligen kännas som en borr i huvudet. Jag går nästan dagligen med hörlurar i öronen för att avskärma mig från vardagliga ljudintryck.

När jag har bra dagar besväras jag inte alls av ljus. Men när jag är som sämst i min ME så känns även ljus som borrar i ögonen och huvudet. Då kan jag inte göra något samtidigt som jag tittar, inte ens kissa.

Trasig termostat

Precis som överskriften lyder så är termostaten i kroppen helt ur funktion. Jag kan frysa om delar av kroppen samtidigt som andra delar är väldigt varma. Kroppen kan även vara iskall och jag fryser, men samtidigt svettas som en gris. Jag kan även känna mig varm i hela kroppen, men känner man på mig är jag iskall. Detta är svårt när man ska sova. Jag kan bli så varm att det gör ont i ryggraden. Slänger jag av mig täcket så fryser jag så mycket att jag huttrar. Kan inte förklara det bättre, min kropp är ett mysterium.

Dessa är de vanligaste symtomen som jag besväras mest av.

Världshistoriens värsta resa

De jobbigaste dagarna för mig är när Thomas är borta på jobb. Jag vet inte vad jag ska göra för att klara av de. Det är jobbigt för Thomas att åka iväg när han vet att jag inte klarar av att vara ensam med barnen. Det är jobbigt för barnen när de vet att de måste hjälpa till och vara på bra humör oavsett hur de egentligen känner inombords. Och det är jobbigt för mig då jag ger resten av familjen ett sämre mående.

Thomas hade en arbetsresa inbokad till Göteborg, han skulle vara borta i tre dagar. Vi gjorde det bästa av situationen och valde att hela familjen skulle följa med. Vi tog ledigt från skolan åt barnen och försökte se resan som en familjeresa. Vi åkte ner två dagar innan Thomas möten för att kunna gå på Liseberg tillsammans.

När Thomas jobbar skulle det bara vara jag och barnen. Men då är det i alla fall inte dygnet runt, Thomas kommer till oss på alla lediga stunder. Vi trodde det skulle underlätta för mig.

Första dagen när vi kom fram till Göteborg gjorde vi inte så mycket. Vi blev bjudna på mat av vänner vi känner i Göteborg. Sedan åkte vi till hotellet, checkade in och hade en myskväll. Försökte få barnen i säng någorlunda tidigt så de skulle orka med Liseberg dagen efter.

Dagen efter vaknade barnen tidigt och var pirriga i kroppen. Det var deras första gång i Göteborg och de hade kollat på alla attraktioner på Youtube. Vi kunde inte komma iväg snabbt nog enligt dom. Vädret var fint och det verkade som att vi skulle få en bra dag tillsammans att minnas i många år framöver.

Vi kom in på Liseberg och tog karusellerna en efter en allt eftersom de kom. Thomas är den som alltid åker med barnen. Jag gillar inte karuseller, men jag älskar att kolla hur barnen njuter av dem. Jag tänkte att det inte skulle vara så ansträngande för mig. Jag följer med dit och medan barnen köar och åker karusellerna så kan jag sitta och vila. Dagen rullar på och redan vid lunch börjar jag känna igen symtomen av att kroppen skriker gå hem. Jag försöker hitta ett viloställe. Det negativa med Liseberg är att det knappt finns några sittplatser. Jag har inte alls kunnat vila vid varje attraktion, jag får stå och vänta. Benen skakar och jag börjar få allt svårare att gå. Thomas förstår att vi måste ta en paus om det här ska gå vägen. Vi letar upp ett fik där vi sitter ett tag. Alla med barn vet att det är svårt att sitta stilla länge på ett ställe med massor av spännande attraktioner.

Efter fikat fortsätter vi att utforska resten av parken. Jag har
långt ifrån vilat mig i form. Jag har fortfarande svårt att gå.
Det går sakta och jag får hålla mig i Thomas. Det gör så ont i
både armar och ben. Men jag vill inte gnälla och förstöra detta
för resten av familjen. För att få till en extra vila så bestämmer
vi oss för att åka pariserhjulet tillsammans.

Vi fortsätter ett tag till i parken och går sedan tillbaka till
hotellet för att äta middag. Vi åt en stor räkmacka och drack
ett glas Chablis till. Jag hoppades att lite alkohol skulle göra
susen för kroppen. Jag vet att man inte ska självmedicinera
med alkohol. Men nu var vi på semester och ville att det skulle
kännas lite extra lyxigt. Vi satt i kanske 1,5 timme i
restaurangen. Det började mörkna ute så vi gick tillbaka till
parken för att hinna med resterande attraktioner.

Vi stannar inte länge, barnen hann åka en attraktion var. När vi
börjat gå ut från parken så brister det. Då har jag kämpat emot
smärtan och noll energi i stort sett hela dagen. Jag gråter och
kan inte gå. Jag ser hur väktarna tittar på mig när jag går ut
från parken. Känslan är att de tror att Thomas gjort mig illa.
Ungefär var tionde meter måste jag stanna och vila. Jag har

svårt med andningen, jag får ingen luft. Kroppen är så dränerad på energi att jag inte har krafter kvar för att andas. Trots att det är max 100 m till hotellet så känns det som oändligt långt. Barnen blir rädda och Alice undrar hur hon kan hjälpa. Det är en otroligt skrämmande upplevelse och jag är rädd att jag övertrasserat så oändligt med energi att kroppen ska lägga av och dö. När jag äntligen tagit mig till hotellrummet så sätter jag mig i en fåtölj. Jag kan inte klä av mig jag orkar inte prata, jag kan ingenting. Alice ger mig ett glas vatten och Thomas hämtar mediciner. Jag bara tittar ut i tomma luften i ca 30 min. Klär sedan av mig det nödvändigaste och lägger mig i sängen. Där var den dagen slut och jag oroade mig för morgondagen.

Jag vaknade trasig i kroppen, vi bestämde oss för att ta en lugn dag eftersom jag skulle vara ensam med barnen dagen efter. Vi sov så länge vi kunde, åt frukost och gick tillbaka till hotellrummet för att vila lite till. Barnen sprang upp och ner till lekrummet på hotellet. Jag känner att vi måste hitta på något, vi är ju på semester. Jag har inte samvete att förstöra en hel resa för resten av familjen. Vi tog spårvagnen in på stan och strosade runt en sväng innan vi åkte tillbaka till hotellet. På kvällen behövde Thomas jobba en sväng. Jag och barnen gick iväg till en italiensk restaurang som levererade gudomlig mat. Vi njöt allihop. Barnen älskade maten och kände sig stora som fick vara på en fin restaurang och dricka läsk ur vinglas. Det var den bästa maten de någonsin ätit och ville äta där tusenmiljoner gånger till. På vägen hem köpte vi med oss godis och hade en myskväll på hotellet innan läggdags.

Ny dag, nya möjligheter, fortfarande trasig i kroppen. Men nu är det bara jag och barnen. Jag har inte möjlighet att ligga stilla på ett hotell, vilket jag skulle behöva. För att hålla barnen på bra humör och för att de ska känna att de fått en bra minisemester så är det bara att ta sig upp ur sängen och göra det bästa av dagen. Som mamma kommer man inte i första rummet.

Vi går över vägen och in på Universeum. Vilket fantastiskt ställe, där fanns ALLT som barnen älskar. Det var djur, dinosaurer, kropp och knopputmaningar och massa mer. Vi fick klappa ödlor och ormar. Efter lunchen märkte jag att barnen också börjar bli trötta. De bråkade med varandra och började skrika och inte lyssna. Det slutade med att jag fick bära ett av barnen därifrån. Vi hade som tur var hunnit med hela stället. Jag var så slut i kroppen när vi äntligen kommit tillbaka till hotellet. Jag kände en riktig panik i kroppen, jag är i stort sett lika slut i kroppen som efter Liseberg men nu är jag ensam med barnen. Vad gör jag? Jag ligger i sängen, och klockan är ca 13:00. Jag märker på barnen att de skäms och mår dåligt över hur det har blivit. Jag har förstört hela resan på grund av denna jävla sjukdom.

Barn beter sig illa ibland och det är min uppgift som mamma att kunna hantera detta.

Jag tar mig inte upp ur sängen mer denna dag. Middagstiden närmar sig och jag har ingen aning hur jag ska lösa det. Jag vill bara hem, gråter och är förtvivlad. Barnen behöver äta, jag har inget annat val än att skicka iväg mina barn på 11,8 och 6 år på McDonalds för att köpa hem mat. Jag är tvungen att skicka ut dom ensam mitt i Göteborg, en stad de inte känner till. Jag förklarar vägen och är tacksam över att de inte behöver passera någon stor väg. Det gjorde så ont i mitt mammahjärta och ord kan inte förklara hur mycket jag ville sjunka genom jorden.

Det kändes som att det tog en evighet innan de kom tillbaka. Jag hann tänka så otroligt många tankar. Har de gått vilse och inte hittar tillbaka till hotellet? Har de blivit osams så någon av dom har sprungit iväg och gått vilse? Har de blivit påkörda? Har någon skrämt dom? Tankarna var många

Men till slut öppnades dörren till hotellrummet och tre glada barn trampar in. De hjälps åt att bära. De har så mycket att berätta. Dom är så stolta över sig själva och känner sig stora som ensamma gått ut i Göteborg för att beställa och hämta mat. Dom har varit överens och berättar hur roligt det varit när de beställt och hur bra de kom överens om vem som skulle bära vad. De skrattade och dukade upp mat till mig och till sig själva. Det kändes också som att de tyckte det var mysigt att äta inne på hotellrummet. De fick för första gången i sina liv äta maten i sängen. Jag drog en lättnadens suck och var stolt över mina tre små, som klarar alla uppgifter de ställs inför.

Nästa dag var vi bara ensamma i några timmar innan Thomas slutade och vi fick åka hem. Jag låg i sängen ända tills vi skulle åka, undrandes hur jag någonsin ska kunna vara ensam med barnen igen. Livet kändes orättvist och jag känner mig otillräcklig.

Flytten

Hela livssituationen tär oerhört på min hälsa som i sin tur sliter på familjen. Thomas är borta mycket på jobbresor vilket inte alls fungerar för familjen. Han får en möjlighet att få Skåne som arbetsområde, vilket skulle innebära att vi får ha honom hemma mer. Det skulle vara en möjlighet som är oerhört mycket värt för mig. Det gör ont att jag ska vara orsaken till att inte han ska kunna leva sitt liv som han planerat. Jag vet hur viktigt hans jobb är för honom. Skåne skulle alltså vara en bra balansering för bådas viljor och behov. Vi samlar ihop barnen för ett familjemöte där vi diskuterar en eventuell flytt. Det måste ju kännas bra för alla. Vi blev helt paff när alla tre sa okej till flytten, det trodde jag verkligen inte.

Jahapp, då ska vi flytta då. Allt drar igång i en superhastighet. Jag ligger som vanligt hela dagarna, det är Thomas som löser allt. Han jobbar mer än heltid samtidigt som han lägger ut huset till försäljning, ringer alla samtal som berör flytten. Vi kollar på hus tillsammans på hemnet sedan är det han som bokar visningar, pratar med mäklare och banken. Han bokar flyttfirma, säger upp avtal mm. På detta så skjutsar och hämtar han barnen på alla deras fritidsaktiviteter och sköter de messa hushållsuppgifterna. Jag ser hur trött och sliten han blir. Jag mår så dåligt av att se han så när jag själv är hemma hela dagarna och gör absolut ingenting. Jag är orolig att han ska smälla in i den berömda väggen. Hur blir det då? Skulle vi ens överleva ekonomiskt?

Vi hittar ett hus som hela familjen verkligen älskar. Thomas bokar en visning och vi åker och kollar. Vi älskade huset. Det är en enplansvilla med öppen planlösning. Jag skulle aldrig mer behöva springa upp och ner i trappor. Barnen skulle ha kompisar ute på gatan och nära till skolan. Läget på huset medför att Thomas oftast hinner ta sig hem efter kundmöten. Vi blev nästan kära i huset. Det hade allt vi önskade. Samma kväll la vi ett bud och ca en timme senare var huset vårt.

Om det hade gått fort innan så var det inget jämfört med hastigheten nu. Vi kollade på huset i mitten på november och den 3 januari flyttar vi in i det nya huset i Skåne, 80 mil bort. Hela huset i Enånger ska hinnas med att rensas, möbler ska säljas och alla saker ska packas. Jag packar i den mån jag kan. Jag packar ca 2 kartonger per dag. När vi rensade förråden låg jag på en säng och Thomas bar ut alla grejer. Jag kunde peka om det skulle sparas, slängas, skänkas eller säljas. Vi var ett riktigt bra team trots att Thomas gjorde det fysiska arbetet.

Vi fick mycket hjälp av min familj vid flytten. Min syster hjälpte till att packa och julpyntade åt mig, mamma kom och packade ner köket och städade ur huset. Pappa kom med släpvagn och hjälpte Thomas att bära och köra allt skräp till återvinningscentralen. Pappa och Thomas bar även alla tunga möbler och kartonger till entréplan för att underlätta för flyttfirman. Jag är så glad över de stöd som min familj ger mig. Dom är de armar och ben som jag inte har. Det kommer att bli tråkigt att flytta ifrån dom men för oss är det viktigare att vardagen fungerar. Det är i vardagen som mest energi försvinner.

Min plan var att jag verkligen skulle få ordning på livet då jag fått min diagnos. Jag skulle hitta en läkare med kunskap om ME som jag kan ha som fast kontakt, jag skulle ta kontakt med en arbetsterapeut för hjälpmedel och åka på rehab i Sandviken. Men på grund av racerflytten läggs hela jag på is tills allt är klart. Jag skulle knappt hinna få en tid till vare sig arbetsterapeut eller läkare innan flytten. Jag skulle absolut inte hinna få hjälpmedel. Jag jobbar själv som arbetsterapeut och vet hur lång tid det tar. Först ska man få en bedömning, sedan ska hjälpmedel beställas och provas ut. Lika bra att ligga lågt, det är ju bara en månad till flytt och innan dess ska julafton och nyår betas av.

Ända sedan barnen föddes har vi firat jul hemma. Både jag och Thomas har skilda föräldrar så det blir stressigt att åka runt för att hinna med alla släktingar. Det är bättre om alla som vill fira julen med oss kommer till vårt hus. Förra julen var första julafton som sjuk för mig. Det var många som kom till oss, mycket rörelse ljud och stress med maten och de förväntansfulla barnen. Såklart mycket glädje med, jag älskar julen men det blev för mycket. Direkt efter att tomten lämnat julklapparna blev jag tvungen att gå till sängen. Jag grät och grät. Jag bara önskade att julen kunde vara över. Barnen minns inte ens att jag var med på julafton då jag knappt syntes till.

Denna jul tänker jag inte ens försöka ha julafton hemma. Jag är för det första mycket sämre än vad jag var förra året plus att vi är mitt i en flytt med kartonger överallt. Vi åker därför runt denna jul. Inte smärtfritt för kroppen det heller men jag har möjlighet att åka hem och ta det lugnt när jag vill.

Nyår firade vi hemma hos min mamma. Vi planerade att sova i husvagn på hennes gård så vi alla kunde ta ett glas rött till maten och bubbel till tolvslaget. Vi åt och hade trevligt. Sedan var jag helt slut. Behövde gå ut till husvagnen och vila en stund för att orka med tolvslaget. Gråter även då. Den frustration att inte kunna vara med på allt som familjen planerat går inte beskriva med ord. Min största önskan är att ha energi och spexa runt på festligheter och att kunna vara fullt ut med familjen. Skapa nya glada minnen utan krascher och misslyckande.

På nyårsdagen åker jag och Thomas hem för att packa det sista inför flytten. Barnen stannar med mormor till dess att flyttfirman åkt iväg.

Den andra januari hämtar flyttbilen våra saker och vi börjar rulla söderöver. Jag mår oerhört bra i kroppen och känner mig i stort sett frisk. Är så lycklig över att äntligen få det nya huset. Det känns så kul att få börja möblera och packa upp. Hela familjen skålar med champagne till oss vuxna och bubbliz till de små. Livet leker och äntligen kan vi starta vårt nya liv med nya möjligheter. Vi gör i stort sett inget annat än att möblera och packa upp under en veckas tid. Jag passade på medan jag mådde bra. Jag känner att jag blir lite sämre och sämre för varje dag och har en stress i kroppen att snabbt få upp alla lådor så jag får vara med att ställa i ordning vårt hem. Visste ju att en krasch skulle komma men det sket jag i just då, vila kunde jag göra sen när allt är på plats och vardagen fått rutiner igen.

I stort sett samma sekund som den sista kartongen stängdes kom smällen. Den blev inte så farlig som jag trott och gick över till min normalnivå efter bara en vecka ungefär. Men det höll inte länge. Ca en månad senare var jag så dålig att jag knappt tog mig upp ur sängen.

Hur går man vidare?

Direkt efter att allt med flytten är klart är det dags att börja bry mig om mig själv. Göra allt för att bli bättre. Hitta ett sätt att leva på för att få ett så normalt liv som möjligt. Jag börjar ganska snabbt att leta en läkare. Jag vet hur svårt det är att hitta en bra läkare som kan något om ME och som också tror på sjukdomens existens.

Jag ringer runt till olika vårdcentraler och nöjer mig inte med de närmsta. Jag kollar upp hela Skåne. Börjar med att förklara min situation

- Hej Linn heter jag, jag har precis flyttat till Skåne från Hälsingland och letar en vårdcentral att skriva in mig på. Jag har nyligen diagnostiserats med ME och behöver en vårdgivare som kan något om sjukdomen. Har ni någon läkare med ME kunskap?

Jag fick varje gång förklara sjukdomen och sedan vänta medan de diskuterade i personalgruppen.

-Nej tyvärr har vi ingen läkare med denna speciella kunskap

Jag gav upp i några veckor. Jag orkar inte kämpa mer. Jag ligger stora delar av dagen, att leta efter en läkare som kan ge mig den vård jag ska ha rätt till kostar för mycket energi. Jag orkade inte mer och skrev in mig på en vårdcentral, det fick bära eller brista. Denna jakt tog så mycket på krafterna att det tog lång tid innan jag bokade en tid.

Thomas åkte iväg på jobb och skulle vara borta i tre dagar. Jag var hemma med barnen ensam när min kropp totalkraschade. Jag låg hela dagen, kravlade mig till soffan för att åtminstone ligga i samma del av huset som barnen befinner sig på. Ingen av barnen fick ta hem någon kompis för jag orkade verkligen inte med stoj och stim. Panik i kroppen, för jag visste att vi inte hade någon mat hemma. Alice mitt största barn var hos kompis och kunde inte hjälpa mig att handla, Max ville inte och Melker kan inte. Jag blev tvungen att ta mig till bilen för att handla. Grät när jag kom hem och undrade hur jag skulle få ihop en måltid. Melker mitt yngsta barn satt vid min sida och klappade mig i pannan. Jag märker att han är orolig. Han släpper mig inte ens för en sekund på hela dagen. Han erbjöd sig att laga maten. Jag förklarade steg för steg vad han skulle göra och han klarade uppgiften galant. Disken efter maten fick vara. Jag kröp tillbaka till soffan. Tårarna tar aldrig slut, jag fortsätter att gråta av paniken att inte veta hur jag ska klara av dygnet. Melker fortsätter att sitta vid min sida, han hämtar filt och bäddar om mig, hämtar papper för att torka tårarna och säger:
- Mamma det känns som att du är mitt barn.

Det är jag som ska vara den stabila tryggheten för mina barn, just nu är det tvärtom. Jag måste förlita mig på att mina barn tar hand om mig och det nödvändiga i hemmet.

Släkt och vänner säger att jag inte ska bry mig om att barnen behöver hjälpa till. De kommer att växa och lära sig av uppgiften. Det är bra för dom att behöva ta ansvar. Visst så är det men det finns en stor skillnad mellan mina barn och andras barn. När andra barn ska ta ansvar och lära sig att hjälpa till så finns det en planering. De kan prata om den nya uppgiften innan de ska utföra den. De har med en förälder första gången som ett stöd och går det fel så spelar det ingen roll. De kan göra om och göra rätt. Mina barn MÅSTE genast hoppa in i stora svåra uppgifter och skulle de misslyckas så kanske det inte blir någon mat. Eller mamma måste åka och handla igen vilket medför ännu sämre mående. Och det är inget man vill lägga på sina barns samvete.

Det var knappt att jag tog mig till toaletten under dagen. Jag var yr, hade en hemsk huvudvärk och kroppens muskler ville inte bära mig. När jag väl kom fram till toaletten kunde jag inte kissa samtidigt som jag tittade. Det var vidrigt.

Försökte flera gånger få tag på Thomas som inte kunde svara

på grund av att han satt i möten. Ringde mamma, jag visste att det inte fanns något hon kunde göra men jag behövde stöd och bara få prata och gråta av mig lite. Ville ringa pappa med men hade inte orken så jag skickade bara ett sms. Det kanske låter konstigt att jag som 30 åring får ett behov att prata med mamma och pappa. Men i dessa lägen spelar åldern ingen roll. Man känner sig liten, ensammast i hela världen och desperat.

Dagen efter mådde jag om möjligt ännu sämre. Jag fick ligga kvar i sängen fast barnen skulle upp till skolan. Alice ställer väckarklocka själv och blev tvungen att väcka sina bröder och ansvara för att de kliver upp och klär på sig. Sedan fick de hjälpas åt att duka fram frukost, äta och duka av. Jag fick ropa till dom att packa läxa och gympapåsen. Jag ställde min väckarklocka var tionde minut på grund av att jag hela tiden somnade. När de kommit iväg till skolan så somnade jag igen och vaknade nästa gång när Melker kom hem från skolan. Jag tog mig fortfarande inte upp.

Pappa ringer för att höra hur det är. Jag hör på hans röst att han är orolig för mig, jag har aldrig hört han så förut. Han är hård emot mig, vilket jag uppskattar, han säger att jag måste till sjukhuset och få hjälp. Jag kan inte bara ligga utan att någon gör något åt saken när jag är ensam med barnen. Jag ville inte ringa vården. Efter all utredning har jag blivit lite rädd för läkare och litar inte riktigt på dom. Men samtidigt, finns det hjälp att få så behöver jag det NU, helst nyss.

Jag ringer 1177 och pratar med en sköterska som säger åt mig att åka direkt in till akuten. När jag blivit så dålig så snabbt måste det kollas upp. Jag ringer Thomas och gråter. Berättar hela situationen och att jag inte vet hur jag ska ta mig till akuten. Jag kan inte köra själv och vad gör jag med barnen? Han är ännu strängare och ber mig ringa tillbaka till 1177 och be om en sjuktaxi in.

Jag ringer upp sköterskan igen och blir efter detta kopplad till SOS alarm som skickar en ambulans. De berättar att jag inte får ta med mig barnen, de får antingen klara sig själva eller vara med någon granne eller vän. Jag blir stressad... Vi är nyinflyttade och känner knappt någon här. Släkten är 80 mil bort, Thomas är 70 mil bort och jag måste lämna mina barn hemma. Alice har inte ens hunnit hem från skolan. Max ville klara sig själv tills Alice kom hem, och Melker sprang över till sin kompis som bor på andra sidan gatan. Jag skickade sms till Alice vilket inte kändes som tillräcklig information. Thomas började åka hem på engång men det tar många timmar innan han hinner hem.

Jag kommer in till akuten och de tar prover, feber, blodtryck och EKG på mig med en gång. Sedan låg jag och väntade som man alltid får göra på akuten. Jag ville inget hellre än att åka hem till mina stackars barn. Läkaren glider in i rummet och ger till en början ett gott intryck. Han är trevlig, lyssnar på hur jag mår och genomför en neurologisk undersökning. Han tappar mitt förtroende då han berättar att mina prover ser bra ut fastän ambulanspersonalen sa till mig att jag hade låg syresättning, lågt blodtryck och lågt blodsocker. Jag var för utmattad för att orka ifrågasätta. Lågt blodsocker hade jag nog för att jag inte kunnat äta på hela dagen. Men syresättningen är låg på grund av att jag knappt har ork till att andas. Han ser inte någon anledning att skicka mig till röntgen och utreda vidare, vilket jag höll med om då detta beror på ME.

Jag berättar att jag känner igen symtomen. Det är samma symtom som jag alltid har men de har ökat i grad och intensitet. Han tittar på mig och frågar vart jag fått diagnosen. Han var en sådan läkare som inte tror på sjukdomen. Han ansåg mer att jag var stressad över något, kanske flytten. Jag skulle lägga om mitt liv så jag inte stressade. Jag var tydligen för ung för att sitta på akuten så jag skulle se detta som en väckarklocka.

Jag fick stanna kvar en liten stund för att äta en smörgås och dricka kaffe, sedan blev jag hemskickad. Jag frågade efter en sjuktaxi hem vilket jag inte fick. Kände mig så oerhört överkörd. Jag kom in med ambulans för att jag är svag och inte kan röra mig i hemmet, jag är yr, jag har smärta i armar och ben och en oerhörd huvudvärk. Men nu ska jag ta en promenad till busstationen som jag inte vet vart den ligger, åka buss halva vägen, hoppa på en ny buss för att sedan ta en promenad hem på ca 1,5km. Känner mig så förtvivlad. Jag hade tur att Thomas kommit hem alldeles precis och kunde hämta mig efter den första bussresan. Från den dagen har jag bestämt mig för att ALDRIG mer åka in på akuten på grund av min ME.

På Facebook har jag hittat en grupp för oss med ME och anhöriga till ME sjuka. Det är en grupp som ger mycket. Utan denna grupp skulle jag nog ha känt mig ännu mer ensam och annorlunda. Det är en väldigt bra grupp för att kunna ta sig vidare. Jag får så mycket tips och idéer på vad andra har gjort för att lyckas. På denna sida har jag fått massor av kommentarer angående hjälpmedel och hur mycket energi det sparat. Det vet jag såklart då jag själv är arbetsterapeut, men något jag inte riktigt har tagit tag i ännu. Men nu känner jag mig mogen, jag längtar ut till den friska luften. Tror att jag snart blir sjukare om jag inte får vara ute.

Jag bokade tid med arbetsterapeut som bara några dagar senare kom hem till mig för att bedöma om jag är berättigad att få en elrullstol. Arbetsterapeuten beviljade min ansökan och jag fick en känsla av frihet. Snart kan jag ta mig ut på "promenader". Jag kan följa med barnen på cykelturer, till lekparken och till skogen. Jag längtar tills elrullen kommer.

ME och mamma

Ända sedan jag varit liten har jag drömt om att vara mamma. Det har nog varit mitt kall i livet. Jag lekte dagligen med dockor, klädde mina katter i dockkläder och skjutsade dom i dockvagnen. När jag var 10 år fick jag en lillasyster och det bästa jag visste var att skjutsa henne i vagnen, mata henne, bära henne och leka med henne. Jag ville att hon aldrig skulle bli stor. Jag kunde knappt vänta på att bli vuxen så jag kunde få barn.

I dagsläget är jag så tacksam att jag fick mitt första barn när jag var 20 år. Annars hade det kanske aldrig blivit av. Efter att sjukdomen debuterat hade det varit svårt att vara mamma fullt ut, om inte omöjligt.

Det finns så mycket som jag saknar i min föräldraroll. Mina barn är tre energiknippen som älskar att uppleva och utföra aktiviteter tillsammans med familjen. Jag kan inte ge dom samma möjligheter längre. Jag kan inte leka med dom i lekparken, jag kan inte ta en cykelpromenad och jag kan inte åka på aktivitetscenter för att klättra, busa och leka med dom. Jag kan ofta följa med på ställen och titta på, på sidan om. Men det innebär också att jag sedan måste vila i några timmar, ibland dagar efteråt. Mina barn är dom största hjältarna i den kamp vi lever i. Inte en enda gång har de gnällt över att jag inte är med, de har uttryckt att det är tråkigt, men aldrig gnällt. Snarare att de visar stor empati för att det är synd om mig. I verkligheten är det dom det är synd om, det är dom som förlorar så mycket av sin barndom, sådant som är vardag för alla andra barn.

Jag ser på barnen att de ibland är ledsen, nedstämd orolig och besviken över hur det har blivit för mig, vilket gör så ont att se. Speciellt när de inte säger något, när de håller alla känslor inom sig. Jag vet att det är mitt fel att de inte kan prata med mig om de. Jag har ofta inte orden eller instrumenten för att kunna hantera diskussionen. Önskar så mycket att det fanns någon med massor av kunskap som kan lyfta dom, få dom att förstå sjukdomen fullt ut och framförallt få prata av sig med. Jag tror att de är i stort behov av att prata med någon utanför familjen.

På många sätt har barnen förlorat sin mamma. Jag är inte samma person idag som jag var för 3 år sen, vilket dom också sagt. Kan det finnas något värre för ett barn än att förlora sin mamma men samtidigt inte kunna sörja detta på grund av att hon är där. Det är svårt att förklara denna känsla i skrift. Min kropp är här men själen är tagen av ME, av smärta, av energiförlust och av kognitiva svårigheter. Hur ska barnen gå tillväga för att sörja den mamma dom en gång haft? Den mamma som dom längtar efter. Den mamman som oftare är glad, som ibland busar till det och som spontant kan hitta på små aktiviteter. Jag vill inte att de ska glömma den mamman, det är ju den personen jag egentligen är.

Oftast är jag så slut att jag bara vill ligga ner och vara ifred. Jag orkar inte lyssna på diskussioner, jag orkar inte föra någon diskussion och inte heller låtsas. Det gör mig inte till en supermamma. Ofta när jag ligger ner kommer barnen och vill berätta om något i skolan, något roligt de varit med om eller något ledsamt. Ofta så hör jag inte ens vad dom säger, jag svarar på automatik. Efteråt har jag ingen aning om vad jag svarat eller vad de sagt. Så ofantligt risigt gjort av mig, önskar jag kunde styra bort detta.

Barnen är som jag tagit upp flera gånger innan de finaste personerna som finns med en stor portion empati. Ofta när jag ligger och är ledsen, eller mår som sämst, så kryper de upp nära för att trösta. De vill krama och visa sitt stöd, jag uppskattar detta de gör jag verkligen. Men jag mår även väldigt dåligt över situationen. Det är jag som är den vuxna, det är jag som ska finas för mina barn på detta sätt inte tvärtom. De personer som kommer få äran att bo ihop med mina barn när de är vuxna har vunnit första pris. Dom bryr sig ofta mer om andra än sig själv.

Alla barn bråkar, alla barn har perioder när de testar hur långt det är okej att gå, alla barn skriker och grinar. Alice, Max och Melker gör det lika mycket som alla andra. Ibland tror jag att de kanske skriker mer, vilket inte är konstigt. Alla deras känslor måste ut någon gång. Tyvärr så blir de straffad så mycket hårdare än alla andra barn, speciellt när deras pappa inte är hemma. Alice säger ofta att hon inte kan styra sina känslor och vad hon gör då hon är arg, vilket alla flickor på 11 år nog kan skriva under på. De blir straffade av oss föräldrar precis som alla andra barn, de får sitta på sitt rum, får inte spela playstation eller kanske blir av med mobilen ett tag. Men detta är inte deras värsta straff. Varje gång jag behövt gått en runda med deras humör och hormoner blir jag helt dränerad. Flera gånger kan jag inte gå efteråt, jag gråter ohämmat av smärta och jag tar mig knappt ur sängen på flera dagar. Att vara 11, 8 eller 6 år och ha på samvetet att det är dom som orsakat detta, det är inte okej. Det ska dom inte behöva leva med. Speciellt att veta att det varje gång finns en risk att jag blir permanent försämrad.

Dagligen får de anpassa sig efter min ME och min dagsform. De kan inte ta med sig kompisar hem alla dagar i veckan. Det kan ibland gå flera dagar innan jag klarar av att ha flera barn hemma. Vissa dagar får de ha kompisar om de leker inne på sina rum och inte är högljudda.

Oftast så gnäller de inte över detta, men jag hör ju när de pratar att de svider för dom, vilket jag förstår fullt ut.

Min största önskan är att mina barn ska få ha en normal uppväxt och få leva under samma premisser som alla andra barn. Att de aldrig behöver ta hand om mig. Aldrig behöva försvara mig då andra barn funderar varför jag är sjuk jämt. Jag önskar att jag klarar av att lyssna på allt mina barn har att berätta för mig. Att de känner att jag gör allt för deras skull och att de verkligen kan känna hur mycket jag älskar dom. Forskningen om ME går framåt men jag tror tyvärr inte att den går så pass fort att barnen fortfarande är små den dagen jag kanske kan få må lite bättre.

Barnens egna ord

Jag har frågat barnen om hur dom tycker att det är att ha en sjuk mamma. Detta är det viktigaste i hela boken att de får ett helt eget kapitel. Barnen förklarar sin sida med egna ord. Jag har valt att skriva ut deras berättelser ordagrant på grund av att jag vill behålla den personliga och äkta känslan.

Melker 6 år, ett energiknippe som lever i nuet, impulsiv och kanske världens roligaste kille. Melker kommer gå långt i livet. Han bryr sig inte om vad alla andra tycker och tänker, han kör sitt eget race. Han har massvis med temperament och massvis med kärlek och empati.

Melkers ord om att ha en mamma med ME:

Jag tycker att det är jobbigt att ha en mamma som är sjuk. Det är dåligt att du inte kan jobba längre eftersom du tyckte om ditt jobb och du skrattar inte lika mycket som du gjorde förut. Det är kul att hjälpa till med att laga mat, handla och hämta grejer när du mår dåligt. Ibland är det inte kul att hjälpa till, när jag hellre vill vara med kompisar eller spela tv spel. Det känns ibland som att du är mitt barn och jag måste hjälpa dig. När du åkte med ambulans och jag måsta stanna hos kompis var det inte kul. Jag kunde inte sova på natten för jag var

75

orolig. När du är som sämst är jag lite rädd att du ska dö.

Melker tycker om att prata om hur han känner över sjukdomen. Han ser ledsen men lättad ut.

Max 8 år, ett typiskt mellanbarn. Han är vår tystlåtna kille. En skör kille med hjärtat på rätta stället. Han har otroligt många känslor som han håller inne med. Han vill alla väl och skulle nog offra sig själv för någon annans skull. Jag fick inte ut många ord från honom men tar med det som han berättade.

Max ord om att ha en mamma med ME:
Det är tråkigt att du är sjuk eftersom du inte orkar göra något längre. Jag blir ibland orolig när du är jättedålig. Jag tror att du ska dö.

Han ser ledsen ut när han berättar. Jag kan se på honom att han skulle kunna säga en massa mer. Jag tänker inte pressa honom att säga något han inte vill. Men det är tydligt att han sitter inne med otroligt många känslor. Han har under hela min sjukdomstid haft svårt att prata om sjukdomen och han ställer aldrig frågor.

Alice 11 år, vår alldeles egna lillmamma. När det verkligen

gäller så vet man att man kan lita på Alice. Hon tar hand om
allt så fort jag blir dålig utan att jag behöver be om det. Hon
bryr sig om alla andra så mycket att det nästan gör ont. Hon
har ett hjärta av guld och en sprudlande personlighet.

Alice ville skriva en text själv om hur det är att ha en mamma
med ME:

" Att vara barn till en ME sjuk mamma är inte alltid så lätt.
Men det finns också bra delar som att man alltid har mamma
hemma när man kommer hem från skolan eller typ när som
helst. Men det mesta är inte så bra, som att hon inte mår bra
och det ser man på henne, det är absolut inte kul. Det värsta
som finns är ju att se en förälder gråta eller överhuvudtaget må
dåligt, det är ju även ganska jobbigt för mig som barn.

Jag är ju ganska surig och trotsig osv nu för tiden och det fattar
jag inte ibland varför, men tyvärr så är jag det, och det är ju
jättejobbigt efteråt när jag ser hur jobbigt det är för mamma.
När hon gråter och har ont i hela kroppen, då ångrar jag
verkligen allt.

Det kan också vara otäckt, som när jag var på skolan och
skulle hem och hämta min plånbok men då får jag ett samtal

från min mormor där hon sa att mamma åkt in med ambulans för att hon inte orkade någonting. Det var jätteläskigt och obehagligt tyckte jag.

Det var inte heller kul i somras och vi var ute med vår båt på väg till en ö där vi skulle övernatta. Men på vägen dit så var det jättevågigt och mamma tyckte det var ganska otäckt så hon spände sig och typ höll fast sig i ett handtag. Hon grät då och jag visste inte vad jag skulle göra så jag blev automatiskt jättejobbig, mamma grät och hade jätteont överallt och jag var helt hjälplös.

Men jag är ändå väldigt imponerad att fast hon mår jättedåligt så klarar hon ändå av nästan allt. Ibland kan jag inte fatta att hon kan göra allt fast hon inte orkar men ändå så orkar hon, visst att jag behöver hjälpa till ibland men asså det gör jag ju. Försöker göra det mesta för att mamma inte ska behöva anstränga sig så mycket."

Alice är nog den av alla barn som förstår mest av sjukdomen. Hon tar reda på fakta och pratar mycket om sjukdomen. Hon blir i perioder väldigt ledsen då hon förstår hur jag har det och att det inte finns något att göra. Men lika som Melker känns det som att hon blir lite lättad av att prata om det. Hon skulle

göra allt för att ett det någon gång ska komma ett botemedel.
Kanske är hon en framtida forskare.

Hur relationen påverkas

Thomas, min man, min bästa vän, min trygghet, min själsfrände och min hjälpande hand.

Jag och Thomas träffades i januari 2005, samma år som jag skulle fylla 17 år och han 21 år. Under veckorna var han långt uppe i norr på militärtjänstgöring, och på helgerna försökte vi vara med varandra så mycket som vi bara kunde. Ganska snabbt fick vi starka känslor för varandra. Det tog inte många månader innan jag visste att han var mannen jag ville tillbringa resten av livet med. Vi har haft våra upp och nedgångar men vi har alltid fallit tillbaka till varandra. Det är jag och Thomas, så är det bara.

Sedan jag fick ME har vår relation förändrats ofantligt mycket. Känslorna och kärleken är lika som innan men allt annat har förändrats. Jag är så tacksam att Thomas är en anpassningsbar person. Hade jag varit i hans situation vet jag inte om jag hade orkat stanna kvar och det är väl därför jag ofta är orolig att han ska lämna mig på grund av sjukdomen, jag förstår inte hur han orkar med. Han har ett arbete som kräver ett stort engagemang och många timmars arbete per dygn. Han har kontoret hemma men reser runt i hela Skåne och Småland. Han vänder ut och in på sig själv för att hinna komma hem så tidigt som möjligt för att kunna hjälpa och avlasta mig. I perioder sover han knappt, kör bil nattetid för att maximera tiden hemma. På detta så är det han som följer barnen på aktiviteter, lagar mat och städar. Han gör allt detta utan att klaga. Ibland så lyckas han också få in lite tid för sig själv, titta på hockey, spela innebandy eller vad han kan tänkas hitta på. Han är i mina ögon en superhjälte.

Innan jag blev sjuk hade jag och Thomas många framtidsplaner. Vi skulle resa runt i världen, uppleva häftiga städer, golfa, vandra på vandringsleder, åka Göta kanal mm. Vi hade hela livet framför oss. Vi planerade att bygga ett hus vid havet. Vi visste exakt hur huset skulle se ut. Från köket och den öppna planlösningen skulle man kunna se ut över havet. Vi skulle ha en brygga på tomten, en stor brygga där båten skulle vara parkerad. Inget av detta känns i dagsläget möjligt.

Trots allt Thomas gör för mig och barnen så är jag ofta arg, irriterad och gnällig mot honom. Jag önskar att jag inte var det, vet inte varför jag är det heller. Men jag tror att mycket beror på att jag inte har energi till att låtsas vara glad och lycklig.

Jag är så trygg med Thomas att mina riktiga känslor kommer fram så fort han är nära, jag måste lägga alla känslor av besvikelse någonstans.

Dagligen blir jag svartsjuk på honom, inte bara lite, utan mycket. Jag vill också kunna jobba och sköta det mesta här hemma. Jag vill vara den som har kontroll på situationen, jag vill känna mig behövd. När jag var frisk så var det jag som hade koll på allt. Jag var den som jobbade heltid, hade koll på läxor, gympa dagar, skjutsade på aktiviteter, lagade mat, tvättade och städade. Jag älskar kontroll och jag älskar att känna mig behövd. Denna svartsjuka sliter mycket på relationen. Men jag tycker att vi blivit hundra gånger bättre på att diskutera och lösa konflikter jämfört med innan jag blev sjuk.

Att leva med mig är som att leva med en pensionär. Ofta känns det som att jag och Thomas lever olika liv. Jag vilar i stort sett hela dagarna, spenderar minst 18 timmar i sängen och soffan per dygn. Jag vilar på dagarna och går till sängs tidigt. Thomas stannar mestadels uppe en stund till. Vi får inte många minuter per dag tillsammans.

Vissa dagar kan vi fortfarande gå ut på restaurang eller ut på pub för att ta något glas vin. Dessa dagar är gyllene dagarna som jag värdesätter väldigt högt. Oftast orkar jag inte med dessa aktiviteter, men ibland resonerar jag att jag måste göra något roligt trots att kroppen skriker nej. Ligger jag bara hemma i sängen eller på soffan så kommer mitt liv kännas väldigt långt och meningslöst. Det är sorgligt att dessa aktiviteter nästan alltid slutar med en krasch. Vet inte hur många gånger Thomas fått hjälpa mig upp från golvet eller duschen när kroppen gett upp. Jag är rädd att han ska sluta ta med mig ut på grund av att det väldigt sällan går bra.

Som person är jag och Thomas väldigt olika. Jag pratar gärna om hur jag känner, hur jag mår och vad jag räds. Thomas är precis tvärtom, han låtsas som om problem inte finns tills de är bortglömt. Jag kan ofta bli ledsen då jag pratar med Thomas över min och vår livssituation, jag kan känna att jag inte får något gensvar och att han är nonchalant men han vet inte längre vad han ska svara, han har redan sagt allt som går att säga. Jag kräver för mycket av honom ibland, jag fastnar i mitt liv utan att tänka på allt han står inför.

Thomas är min bästa vän och jag skulle inte kunna tänka mig ett liv utan honom. På grund av att vi är så olika så kompletterar vi varandra bra. Finns ingen i hela världen som jag känner mig tryggare med och jag hoppas bara att han kommer orka att fortsätta vara den klippa han är idag är för mig. Och jag hoppas att han inte lägger sitt eget liv på is för att jag är sjuk och kräver mycket hjälp och stöd.

Familjens stora gemensamma intresse

Hösten 2018 gjorde familjen ett stort inköp, en båt man kan sova i. Båten har två sovrum, en toalett och ett litet pentry. Vi hade länge drömt om att köpa en större båt som vi kan leva i någon vecka per sommar. Vi hade inte hittat den perfekta båten till rätt pris förrän vi hittade just denna. Innan hade vi en öppen träbåt som vi ägnat många timmar i.

Hela familjen älskar havet och vi älskar att åka båt. Vi såg fram emot att stanna på öar med stenparti ner till vattnet. Ställa upp en grill lägga på en köttbit, ta ett glas vin och bara njuta. När kvällen kommer bäddar vi ner oss i båten och somnar in till ljudet av vågorna som slår mot båten.

Vi gläds oerhört mycket över vår nya fina båt. Det är en gammal båt men välskött. Det enda vi ville ändra i båten var tyget på dynorna, som vi inte hade bråttom med. Vi köpte båten ca 2 månader efter att jag insjuknat. Vi var inte oroliga, i det läget så trodde vi att jag skulle bli frisk bara de hittade vad som var fel på mig.

Hösten och vintern går och våren kommer, vi får äntligen täcka av båten. Vi köpte täcken, kuddar och köksredskap för att kunna bo i båten. Får hjälp av grannen att sjösätta, lyckan var total. Vi hade fortfarande hoppet uppe om att jag ska bli frisk. Vi planerade sommarsemestern som vi skulle spendera på båten.

Under sommaren njöt vi verkligen av att guppa runt på havet. Vi såg så många fantastiska öar som vi aldrig någonsin hade upplevt utan vår fantastiska båt. De soliga dagarna låg jag bak på båten och solade medan Thomas körde oss till nästa ställe.

Hela familjen var lyrisk. Barnen bråkade inget med varandra, inget gnäll över att batteriet i telefonerna tog slut. Vi fick så mycket tid tillsammans. Älskar att vi äntligen hittat något som vi kan göra ihop, något som alla älskar. Melker badade i stort sett dygnet runt. Max kunde knappt vänta till kvällarna så han fick sova. Han älskade att sova i båten och jag tror att han knappt hann lägga huvudet på kudden innan han sov. Alice tränade akrobatik överallt, på stranden, på bryggor och på klippor. Det var länge sedan jag såg henne så lycklig som hon var under resorna vi gjorde med båten.

Ibland tog vi korta resor, ibland blev de längre. Under semestern tog vi en vecka då vi åkte till Furuvik i Gävle. Det tog ca 2,5 dagar att åka dit och lika lång tid hem. Vi stannade på campingar och hamnrestauranger. Det var en drömresa. Solen lyste hela veckan, vattnet var alldeles blankt och humören var på topp. Vi hade ingen tid att förhålla oss till. Tar det en vecka eller två spelar ingen roll. Vi levde i nuet. Åkte sakta, stannade där vi fick feeling, åt när vi var hungriga och sov när vi var trött.

Det kan låta som en solskenshistoria, mestadels var det de men det fanns problem också. Vi bestämde ganska tidigt på sommaren att vi varje morgon ska börja dagen med en morgonpromenad för att kolla runt på de olika öarna vi stannat på. Vi började på en ö med lite toppar och mycket skogsterräng. Vi gick i ca 30 minuter och jag var nära att inte ta mig tillbaka till båten. Det var första gången jag inte klarade av att promenera trots att kroppen hade en bra dag. Jag fick stanna flera gånger och Thomas fick periodvis hjälpa till att stödja upp mig. När vi kom tillbaka till båten fick jag direkt gå och lägga mig och låg sedan resten av dagen. Jag hörde hur resten av familjen tillagade och åt korv med bröd till lunch. De spelade kort och tände ljus när regnet kom. Jag ville inget hellre än att vara med.

Jag kan inte heller vara med att leka på stranden. Vi ser andra familjer som kommer till samma öar. De monterar upp badmintonnät och föräldrarna spelar tillsammans med sina barn. De skrattar och har roligt. Vi kommer aldrig mer kunna vara den familjen. Det skulle göra mig ännu sjukare. Vad vi än gör så känns vår familj alltid halt. Thomas behöver vara både mamma och pappa, han gör ett bra jobb men han räcker inte till. Barnen vill att hela familjen ska vara tillsammans. Jag är nästan alltid med vid varje aktivitet, men på sidan om. Varför kan inte mina barn få ha en fungerande mamma?

När man bor fem personer på en liten yta som det är i en båt är det svårt att få till vila. Jag hör vad som händer i de andra rummen och utanför båten. Det blir tufft med alla ljud, ljudet från lekande barn, ljudet från vågorna som slår mot båten och ljudet av repen som vi knutit fast båten med, det är härliga ljud i vanliga fall. När jag är trött så är det besvärande ljud som jag vill stänga av för att komma till ro.

Till skillnad mot för Thomas så är jag inte uppväxt på havet. Thomas har i stort sett bott på havet hela livet, han tillbringade hela somrarna på en ö i hans familjs sommarstuga. Han är sjövan och känner sig tryggast då han befinner sig till havs. Jag däremot har alltid älskat att vara vid havet och har ibland åkt båt tillsammans med min pappa men jag har alltid varit vattenrädd och är inte säker på att jag skulle kunna hantera en situation om något skulle hända. Därför blir jag rädd och nervös när vi är ute med båten om vågorna är meterhöga. Thomas är lugn som en filbunke och gör ett bra jobb i att försöka lugna mig, ibland fungerar det och ibland inte. Jag klarar idag betydligt högre vågor än vad jag gjorde i början. När jag blir rädd så spänner jag mig och håller hårt i handtagen, jag blir ännu mindre ljudtolerant och tänder på alla cylindrar om något går emot mig. När jag sedan lugnar ner mig har jag smärtor som jag inte kan hantera och är helt utpumpad på energi. Det tar ett bra tag innan jag återhämtar mig efter en sådan urladdning.

Har man en kropp som man inte kan lita på fullt ut med skakiga ben, klena armar och händer och är yr så är det knixigt att ta sig på och av båten. Den är hög, man behöver ta ett stort kliv och dra sig upp med armarna för att komma på. Sedan behöver man hålla i sig och gå runt båten på en smal kant för att ta sig in. Det är stora höjdskillnader inne i båten vilket innebär att det är tungt för mig oavsett om jag har en bra eller dålig dag. De sämre dagarna är det såklart en extra stor påfrestning. Jag tror inte att båten är bra för mig i längden. Men hur väljer man mellan lycka tillsammans med hela familjen och eventuella försämringar? Det kan låta lätt men det är inte en självklarhet.

Nu är det ca ett år sedan vi åkte båten sist och mycket har hänt. Jag har försämrats sedan sist och känner mig inte säker på att det kommer gå bra att åka till sommaren. Har tagit upp denna diskussion hemma och vi har kommit fram till att försöka. Går det inte blir vi tvungen att sälja denna klippa till båt och det vore en stor sorg. Kanske skulle det fungera bättre med en annan modell som är lättsammare att kliva på och av. Vi får de hur det blir, det får framtiden utvisa men det är ett orosmoment. Jag vill inte att ME:n ska förstöra mer för familjen än vad den redan gjort.

Mina rädslor

Sedan insjuknandet har det fötts ofantligt många rädslor. Kanske tvingar jag fram rädslor på grund av att man har många timmar liggandes i soffan och sängen per dygn. Man har inget annat att göra än att ligga och fundera och hitta på scenarion som inte uppkommit än. Jag tänker förklara mina största rädslor som jag förmodligen kommer bli tvungen att lösa eller hantera på något sätt.

1. Inte kunna göra något av värde igen.

Det enda som gör att jag faktiskt står ut från dag till dag är till stor del att ha något att se fram emot. Det behöver inte finnas ett spikat datum, men det behöver finnas en "to do". Det behöver inte heller vara något stort. Det kan handla om allt från att städa till att komma hemifrån för en aktivitet eller ett socialt umgänge, tex. ha grannar över på middag. Om det kommer en dag när jag aldrig mer kan göra något sådant, om jag är tvungen att dag ut och dag in ligga i sängen. Då vet jag inte hur jag ska hitta ork för att vilja kämpa vidare. Jag ber till högre makter att det aldrig kommer ske. Jag mår så dåligt av vetskapen att det finns personer med den här sjukdomen som lever sitt liv så.

2. Inte bli trodd på

Jag har alltid trott att läkare bryr sig om sina patienter. Blir man läkare så skulle det vara som ett kall i livet, en vilja att hjälpa människor i deras mörkaste stunder. Nu vet jag inte vad jag ska tro. Jag är så ofantligt less på att känna mig dum och knäpp så fort jag träffat en läkare bara för att han/hon inte är tillräckligt påläst om sjukdomen, eller det värsta inte tror på den. Diagnosen har funnits länge, det finns kriterier man ska uppfylla för att få diagnosen, och det är massvis av kriterier för att det ska vara en säker diagnostisering. Läkare borde därför vara tvungen att behandla oss utefter detta. Jag är ofantligt rädd att jag aldrig kommer hitta en läkare som förstår, tror och vill hjälpa mig. Jag är även rädd att nära och kära ska sluta tro på mitt mående. Jag är rädd att nya personer som kommer in i våra liv tror att jag bara är lat och gnällig. Jag önskar ibland att sjukdomen ska synas utanpå kroppen så det blir tydligt. Jag hoppas hårt att det snart kommer prover som kan tas för att bevisa att man har sjukdomen.

3. Ekonomin

Alla vuxna personer oroar sig någon gång över ekonomin. Jag jobbar inte i dagsläget så hur kommer framtiden bli ekonomiskt? Kommer jag kunna få ett så pass bra jobb som matchar den inkomst jag hade tidigare? Kommer jag kunna få en bra pension? Jag vet inte hur mitt arbetsliv kommer se ut i framtiden. Jag har ända sedan jag varit ungefär 20 år funderat på att börja pensionsspara men inte kommit till skott än (är 32 år nu). Nu är jag sjukskriven och har inte råd med ett pensionssparande.

Barnen kommer bli större och dyrare. De kommer äta mer mat, de kommer vilja ha dyrare kläder och ha dyrare fritidskostnader. Är det något jag ska dra ner på så är det inte barnen. De ska få leva så normalt som möjligt trots att jag är sjuk. De gör avkall på så mycket annat i livet.

4. Få en dålig relation med barnen

Barnen kommer alltid i första hand. När orken finns försöker jag prioritera barnen, men ofta kommer måsten i vägen. Aktiviteterna barnen vill göra kräver ofta mycket energi, som jag inte klarar av. Ekvationen energi + barnens önskan går väldigt sällan bra ihop. Bara att de springer runt i glädje, vilket jag älskar, kostar mycket av mina energidepåer. Jag blir trött av ljudintryck precis lika mycket som fysisk aktivitet. På grund av detta är jag så rädd att jag ska få en dålig relation till mina barn. Jag har alltid önskat att jag ska kunna glädjas av gemensamma familjeaktiviteter så som att shoppa, tävla, bada mm. Det är något som ME:n tagit ifrån mig. Jag hoppas verkligen att de inte bara ser en mamma som ligger ner, är ledsen, sur eller nedstämd, när de ser tillbaka på sin barndom som vuxen. Tyvärr tror jag att det kan bli så.

5. Inte kunna jobba igen

År 2017 blev jag färdigutbildad arbetsterapeut. Ett yrke som jag tycker passar mig och som jag älskar. Ingen dag är den andra dagen lik och yrket ger mig möjlighet till att utvecklas varenda dag. Som arbetsterapeut träffar man massa personer som uppskattar arbetet man utför. Det är verkligen ett arbete som ger så mycket tillbaka. Jag tycker om att arbeta och jag älskar att få skoja runt med arbetskamrater. Idag har jag varit sjukskriven i ungefär ett år och jag försämras fortfarande. Jag är rädd att jag aldrig mer kommer kunna arbeta som arbetsterapeut, eller ännu värre, aldrig kunna arbeta alls. Att vara hemma hela dagarna ger inte mycket mening. Jag saknar att inte få känna skillnaden på veckodag och helg. Och jag saknar att få räkna ner veckorna och dagarna till semester.

6. Bli lämnad ensam

Att leva med en ME sjuk person är både fysiskt och psykiskt påfrestande. Jag har på många sätt en annan personlighet jämfört med för 2 år sedan. Jag är inte samma person som

Thomas en gång blev kär i. Jag vet inte om jag någonsin kommer kunna känna mig trygg med att han kommer att stanna vid min sida. Han säger att han känner lika för mig idag som förut. Men hur länge kommer han orka? Jag försämras för varje månad och någon gång borde han få nog. Han har ett val att leva med denna sjukdom eller inte. Jag vet vad jag hade valt.

Om han en dag väljer att gå, vad händer då? Kommer jag kunna ha barnen varannan vecka? Skulle barnen må bra över att vara ensam med mig? Skulle jag räcka till som mamma när jag inte har något stöd? Så många frågor och så många rädslor.

7. Inte ha något socialt umgänge

Jag har släkt och vänner som jag vet att jag kan lita på och som finns där för mig i vått och torrt. Det finns några enstaka personer som jag vet skulle ställa upp bara jag lyfte på luren och bad om de. Men jag har inte orken till att regelbundet hålla kontakten med personer utanför familjen. Vissa dagar, många dagar, orkar jag inte ens ringa och tjattra i telefonen. Ofta låter jag bli att svara om det ringer. Jag är rädd att de personer jag har idag inte kommer fortsätta försöka hålla kontakten med mig. De får så lite tillbaka, jag är i stort sett fast i min egen värld. Nu har vi också flyttat 80 mil. Hur ska jag kunna träffa nya vänner här? Jag orkar inte springa i gårdarna, jag kan inte lova att jag orkar med en aktivitet som är inplanerad. Och vart ska jag träffa nya personer? Just nu arbetar jag inte, jag kan inte träna och jag kan inte delta i många evenemang eller byaaktiviteter. Framtiden får utvisa om och hur jag löser detta.

Hur länge kan man vara sjukskriven?

Dagligen kan man läsa både på nätet och i ME forum om personer med ME som nekas sjukskrivning. Jag undrar hur det kan vara så att vissa får vara sjukskriven från arbetet medan andra med liknande svårigheter tvingas att jobba full tid. Många har fått till svar att ME inte är en godkänd diagnos då det inte går att bevisa att man faktiskt är sjuk. Jag kan inte förstå detta resonemang då de med psykiska problem inte heller kan bevisa sin sjukdom. Som ME sjuk får man kämpa i motström från alla håll och kanter samtidigt som de är den sjukdomsgrupp som minst klarar av dessa motgångar. Detta kan göra personen ännu sjukare både för stunden och permanent.

När jag har läst på om sjukskrivning så ska det inte vara diagnosen som styr om man är berättigad sjukskrivning eller inte. Det som ska styra är personens fysiska och psykiska förmåga att klara av ett arbete. Det är förståeligt att det kan vara svårt att veta både för läkare och för Försäkringskassan. Det är lätt att sitta på ett kontor tillsammans med läkaren i en timme och låtsas vara i värre skick än vad man är. Men detta gäller inte bara personer med ME.

Jag blir så ledsen att friska personer med fullgoda möjligheter i livet låtsas att de inte kan arbeta på grund av att det är skönt att vara hemma. Det förstör så mycket för oss som är i behov av denna trygghet som Sverige faktiskt besitter. Kan man jobba så ta vara på de, det är många med mig som skulle kunna ge så otroligt mycket för att få jobba igen, om så bara deltid.

En av mina största drömmar är att kunna arbeta heltid, göra en karriär och trygga upp pensionen. Jag saknar arbetet så otroligt mycket. Tänk om jag kunde få räkna ner dagarna till semester, få ta helg och känna att jag behövs i samhället, att jag är viktig och inte en belastning. Fick jag välja på de eller vinna en miljon på lotteri så skulle jag alla dagar i veckan välja att få arbeta igen.

Jag är en av de personer som fått min sjukskrivning beviljad. För det är jag ytterst tacksam och glad över att bo i ett land där vi har en trygghet när livet vänds upp och ner och kroppen vägrar att samarbeta. Jag har aldrig behövt överklaga eller blivit ifrågasatt. Men det betyder inte att det har varit smärtfritt. Jag har i stort sett fått en månads sjukskrivning åt gången. Alltså har jag varit tvungen att gå till läkaren en gång i månaden för detta papper som är så viktigt. Alltså måste jag få ont i magen varenda månad, dels för att jag tycker att det är oerhört jobbigt att träffa läkare då de gett mig negativa upplevelser flera gånger om. Men också på grund av att jag inte vet om de tror på mig och tänker skriva ett underlag. Sedan kommer också väntan på svar från Försäkringskassan.

Bara för att man tidigare fått sjukskrivningen beviljad så är det inget som säger att det kommer fortsätta. Läkarna har bytt diagnos så många gånger i underlaget vilket har fått mig orolig att Försäkringskassan ska bli tveksam. Det finns så många orosmoln och tankar varenda gång sjukskrivningen ska förlängas.

Vad skulle jag göra om de helt plötsligt skulle neka mig sjukskrivning? Jag har faktiskt ingen aning. Jag har både fysiska och kognitiva svårigheter som gör det omöjligt för mig att ta mig an ett arbete, oavsett vad det skulle tänkas vara. Vissa dagar klarar jag ju knappt att ta hand om min egen hygien. Samtidigt har jag tre barn som ska försörjas och ett huslån som ska betalas. Jag tror att det skulle bli oerhört tufft att klara sig på enbart Thomas lön. Jag ber till högre makter att det aldrig någonsin kommer inträffa.

Jag tog inte upp detta i kapitlet om rädslor men detta är absolut ett av mina orosmoln. Det är stressande och det är ovisst. De är det för alla som inte har något annat val än att vara hemma. Handen på hjärtat så behöver alla personer inkomst för att överleva. Utan mat på bordet och tak över huvudet kan man inte överleva.

Hur lever jag idag

Mitt liv har vänts upp och ner, vardagen ser inte alls ut som innan. Jag var den som skötte nästan alt i hemmet, hade koll på läxor, gympadagar, aktiviteter, möten och arbetade samtidigt heltid. Jag gjorde inte allt detta på grund av att jag var tvungen. Jag gjorde det för att jag älskar att ha kontroll och jag ville att saker och ting skulle ske på mitt sätt.

Idag klarar jag knappt av att städa. Plocka undan saker, tvätta, fylla och tömma diskmaskinen är vad jag klarar av en bra dag. En dålig dag klarar jag inget av detta. Efter varje del krävs det att jag vilar i minst en timme, oftast mer. Tar jag mig an allt samma dag så kan jag inte göra något annat den dagen, inte ens laga mat, knappt duscha.

Dammsuga och moppa golvet går inte längre, de ligger helt och hållet på min man. Sist jag moppade golvet blev jag helt slut, hade en otrolig smärta i hela kroppen, skakade och blev otroligt illamående. Oftast när jag övertrasserat energibudgeten så får jag även en huvudvärk som är de värsta jag någonsin upplevt. Det känns som att hjärnan sväller upp och inte får plats, som om skallbenet ska spricka. Känns också som att ögonen ska ploppa ut, försöker trycka på ögonen för att det ska bli mörkt. Men trycket gör att det smärtar ännu mer i huvudet. Vidrigt är det enda ordet jag kan förklara det med.

Jag har aldrig tyckt om att laga mat, varken vardagsmat eller finare mat på helgen. Jag är riktigt dålig på det och har ingen fantasi. Nu ser jag matlagning och bakning som en aktivitet som kan utföras i hemmet, något jag saknar. Jag skulle så gärna vilja stå i köket, ställa i ordning ingredienserna, starta bra musik och laga en riktig finmiddag till familjen eller baka sju sorters kakor. Det finns inte i min värld just nu. Jag lagar enbart mat de dagar jag verkligen måste och då är det lättlagad mat som går fort, tex makaroner och korv. Jag kan inte stå vid köksbänken längre. Står jag stilla tar det inte lång tid innan benen börjar skaka och jag kan verkligen känna hur energin rinner ur kroppen på mig.

Jag släpar alltid med mig en stol runt om i köket för att kunna sitta när jag ska röra i kastruller eller blanda ingredienser. Det är verkligen dags att ta mig i kragen, ringa arbetsterapeut för bedömning av arbetsstol i köket. Gärna en arbetsstol med el som jag med hjälp av en dosa kan höja och sänka. De dagar jag lagat mat så måste jag alltid vila efteråt, disken får vänta dessa dagar.

102

En viktig aspekt för en ME-sjuk person är sömnen. Den behöver fungera för att få någorlunda kontroll på sjukdomen. Det är lättare sagt än gjort. De flesta med sjukdomen har stora problem med sömnen, inklusive jag. Jag tror att det finns en av och på knapp någonstans på kroppen, jag vet bara inte var den sitter. Jag har perioder då jag sover ungefär 20 timmar per dygn och jag har perioder då jag inte sover alls. Under perioderna när jag sover 20 timmar per dygn så mår jag inte alls bra i kroppen. Jag är hemskt seg, trött och har mycket smärtor. Jag får en lättare ångest av att missa allt som pågår i livet. Jag träffar knappt vare sig barn eller man under dessa perioder. Dessa perioder är ofta inte så långa, max en vecka skulle jag säga.

De perioder jag inte sover alls är både bra och jobbiga på samma gång. Jag hatar att ligga och vrida och vända på mig hela nätterna. Det positiva är att adrenalinet står på max vilket medför att jag har som minst ont och får som mest gjort. Men så fort adrenalinet slår av får jag extra mycket smärta, jag blir extra trött och jag hatar mig själv att jag inte höll mig stilla. Trots att jag gått igenom detta många gånger nu så är det som att man blir lite dum i huvudet av adrenalin. Just där och då fattar jag inte att man behöver ta det lugnt och att kroppen spelar mig ett spratt.

När jag inte sover så vilar jag på något sätt i stort sett hela tiden. Om jag inte ligger på soffan eller sängen så sitter jag. Sittvila ger inte mig lika mycket återhämtning. När jag sitter får jag en känsla av att inte orka hålla upp kroppen och längtar efter att få lägga mig ner igen. För att få en fullgod vila krävs att jag avskärmar mig livet utanför. Jag kan inte vila om det är stojigt i rummet utanför. Oftast pluggar jag in hörlurarna med en podd i öronen och på så sätt hamnar jag i min egen bubbla och kan då slappna av. Denna teknik använder jag också när jag tvättar eller diskar på grund av att jag inte klarar av olika intryck. Vet inte varför jag klarar av att lyssna på podd, men det är väldigt skönt att något faktiskt fungerar.

När jag vilar utan att sova så är det många tankar som snurrar i huvudet. Det är då jag skapar alla rädslor. Det är också då jag försöker planera en framtid utan facit på hur min fysiska och psykiska status kommer att se ut. Jag försöker lära mig att acceptera och förstå denna sjukdom. Så fort jag lär mig att acceptera livet fullt ut så kommer det bli så mycket lättare att leva.

Som jag tagit upp tidigare är det ett stort problem för mig då barnen tar hem kompisar. Jag vill att deras uppväxt ska vara likvärdig alla andras barn. De kommer få fortsätta ha kompisar hos oss, bortsett från mina värsta dagar. Men jag skäms varenda gång jag säger nej till kompisar när det inte finns en annan anledning till det än att jag mår uselt. Jag skäms också när de har kompisar här och jag varenda gång ligger i sängen eller på soffan. Kompisarna måste tänka att barnen har världens lataste mamma. Jag skäms också varje gång jag säger att de måste vara på sitt rum och leka utan att skrika. Mitt samvete tar mycket energi varenda dag på grund av dessa känslor. Önskar så mycket att livet såg annorlunda ut.

Varenda gång vi ska göra något utanför huset såsom att åka till Hudiksvall för att hälsa på släkt och vänner, åka till en större affär, exempelvis IKEA, eller titta på barnens fotboll eller hockeymatch så har jag en oro i kroppen. Jag försöker planera resan i mitt huvud för att klara av den så smärtfritt som möjligt. Alltid måste jag ha koll på var närmaste sittplats finns om jag snabbt behöver sätta mig ner. Det är så mycket mer jag behöver ha koll på idag än vad jag någonsin funderat på förut.

Jag kan klara i stort sett allt om jag står ut med mjölksyra, smärta och känslan av energi som rinner ur kroppen. Det är efteråt det dyraste priset betalas. Det är inte ovanligt att jag ligger ner i tre dygn efter en aktivitet eller utflykt som för friska personer anses som bagateller.

Framtidsplaner

Jag har alltid haft mål och visioner om framtiden som jag tidigare tagit upp. En stor plan som jag har haft länge är att bestig berg. Jag skulle så fort barnen blev lite större träna upp mig och klättra upp för Kebnekaise med en vän. Efter detta ville jag ta mig upp för olika berg runt om i världen. Nu ser livet annorlunda ut och andra mål måste prioriteras. Här är mina nya grundläggande mål.

Mitt första mål:

Sedan insjuknandet har jag byggt upp mycket sorg och oro detta behöver jag lära mig att hantera. Jag har även många känslor och tankar att bearbeta och acceptera då livet inte blev som jag planerat. Kanske kan jag bearbeta mycket ensam på min kammare, men förmodligen kommer jag att behöva en kurator som kan vägleda mig genom sorgearbetet, så jag till slut kan komma ut på andra sidan lite gladare, lite lättare och mindre benägen att tänka fram nya bekymmer.

Mitt andra mål:

Jag behöver lära känna min energinivå. Hur mycket kan jag förbruka varje dag utan krasch? När behöver jag vila och hur länge? Jag behöver lära mig att tyda dagsformens energikapacitet. Metoden för detta kallas pacing. Jag har lärt mig att pacing ska vara en effektiv metod för att få en jämn balans mellan aktivitet och vila för att undvika krascher. Det som är viktigast för personer med ME är att inte överstiga kroppens begränsade kapacitet. För varje gång en ME-sjuk person överanstränger sig finns en risk för permanenta försämringar. Jag har inte haft ork att lära mig och ta tag i detta. Men det står med på min prioritetslista.

Mitt tredje mål:
Kosten. Både på Gottfries klinik i Göteborg och på ME-forum på nätet tipsas det om att utesluta socker, laktos och kolhydrater ur kosten. Det har visat sig ha goda effekter för många ME-sjuka personer som blivit av med klåda, fått minskad smärta och mindre känsliga magar.

Jag ligger mycket och tycker ofta synd om mig själv, jag har förlorat min förmåga att röra mig fritt, jag har ofta smärta och jag vilar bort så många dagar. Det enda jag har kvar i livet som fungerar är maten. Jag älskar att äta god mat speciellt med ett glas vin till. Jag känner mig inte mogen att medvetet plocka bort det enda som faktiskt är bra i livet. Jag måste ändra inställning och tänka att jag kanske kan vinna tillbaka något jag redan förlorat. Det är värt ett test i alla fall.

Kurator, pacing och kost är mina grundläggande mål som måste uppnås för att komma vidare. Efteråt kommer jag kunna starta mitt nya liv.

Vad är ME och hur får man diagnos

ME klassas som en kronisk neurologisk sjukdom. Både immunförsvaret och energiproduktionen är påverkat. Vid en överansträngning sänks energiproduktionen under en period, i vissa fall kan energiproduktionens sänkning bli bestående.

De som har ME begränsas i användningen av sin egen kropp. Om muskler och hjärna blir mer ansträngd än vad sjukdomen tillåter blir aktivitetsgränsen ytterligare sänkt och den ME sjuka får ännu mer uttalade symtom. Försämringen kan kvarstå i flera veckor eller månader och kan i värsta fall bli bestående. Det är inte lätt för ME sjuka att hitta sin aktivitetsbegränsning då symtomen ofta kommer då det redan är för sent.

Symtom
Funktionell fysisk och mentalt bortfall med långvarig, ihållande utmattning
Försämring efter ansträngning som kvarstår efter mer än 24 timmar
Sömnproblem
Smärta i muskler och leder
Huvudvärk

Kognitiv påverkan som ger effekter på minne och koncentration

Minskad stresstålighet

Yrsel/svimning

Hjärtklappning

Magbesvär

Överkänslighet för ljud och ljud

Andningsbesvär

Snabba förändringar i kroppstemperatur

Influensaliknande symptom med halsont, ledvärk

Ny allergi, överkänslighet

Sjukdomen upplevs för vissa gå i skov medan andra upplever att den försämras succesivt. För vissa personer med ME kan sjukdomen stabiliseras eller förbättras om rätt hjälp sätts in. Sjukdomen börjar i samband med en infektion hos ca 75–80% av fallen. Det finns olika grad av sjukdomen varav 25% av ME sjuka är helt sängbundna.

Diagnos

ME syns inte vid en vanlig undersökning hos läkaren. För att kunna sätta en diagnos måste läkaren veta vilka tecken som är typiska för sjukdomen. ME är en uteslutningsdiagnos vilket medför att alla andra sjukdomar med liknande symtom måste uteslutas. Ofta måste läkaren remittera till andra specialister för uteslutning. När detta är gjort behöver patientens symtom uppfylla kriterier utifrån Kanadas diagnoskriterier.

Behandling

Det finns i dagsläget ingen botande behandling för ME. Det finns dock symtomlindrande behandlingar som gör tillvaron lättare. Arbetsterapeuter kan ge hjälpande tips och råd kring energibesparande förhållningssätt som kan hjälpa. De kan även förskriva hjälpmedel som kan underlätta vid vardagliga sysslor.

Det är viktigt för ME sjuka att ha ett stödjande nätverk runtomkring sig. Familjen kan vara ett stort stöd, men många är också i behov av stöd från hälso- och sjukvården, såsom kurator eller psykolog. Utan stöd kan det vara tufft att orka med påfrestningarna som sjukdomen utsätter den sjuka för.

Reflektioner och slutord

Under mina första år som sjuk har jag lärt mig otroligt mycket om ME. Det är mycket som fortfarande gör mig förvirrad och det dyker fortfarande upp nya symtom. I dessa stunder är jag överlycklig över internet och de olika forum som finns för oss ME sjuka och våra anhöriga.

Jag som lever med och i denna bubbla fylld av ME kommer aldrig bli fullärd. Jag kommer aldrig förstå men förhoppningsvis kommer jag acceptera. Jag har ett bra stöd runt mig i min man, mina barn, min syster, min mamma och min pappa. Med hjälp av dom kommer jag klara av detta liv. Det kommer inte alltid vara lätt och det kommer inte alltid vara kul. Jag får leva för stunden, ibland minut för minut. Jag får supa in extra mycket energi de dagar jag kommer utanför huset, eller de dagar jag klarar av att ha vänner som kommer över på middag etcetera. Jag ska göra allt för att njuta så mycket det går. Mitt liv har blivit mycket mindre, men samtidigt har jag lärt mig att njuta av det goda i livet så mycket mer än jag någonsin tidigare gjort. En sådan enkel sak som att få friskluft, det betyder så mycket mer nuförtiden.

Denna bok har jag skrivit helt och hållet i liggande läge. En sida åt gången, vila och skrivit igen. Periodvis har jag inte skrivit alls på grund av att jag varit tvungen att vila istället. Det har varit en avkoppling och tidsfördriv att skriva denna bok. Detta är mitt bidrag till att få sjukdomen att synas. Hade jag varit frisk eller haft energi skulle jag ha kämpat massor för denna sjukdomsgrupp. Min önskan är att ME ska bli ett välkänt begrepp och att synen på de sjuka ändras inom sjukvården och i samhället. Jag hoppas att vi inte behöver förklara sjukdomen för alla personer vi möter.

Jag har hållit boken kort på grund av tre anledningar. 1. Alla med ME orkar inte läsa långa böcker, varför jag också valt att hålla kapitlen korta. 2. Personal inom sjukvården ska kunna ta sig tiden att läsa boken för att öka förståelsen och vikten av ett trevligt bemötande. 3. För min skull, energin ska hålla till dess att boken är klar.

Ett stort tack till er som tagit er tid att läsa denna bok.

Sprid budskapet vidare, tillsammans är vi starka.

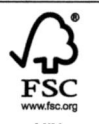